CE QUE C'EST QUE

L'Homœopathie.

Pour servir de réponse

AUX

ALLÉGATIONS INCONSIDÉRÉES DE SES DÉTRACTEURS,

Par A. Rapou fils.

> Si l'on ne désarme pas la haine injuste, la bonne foi séduite mérite bien qu'on la détrompe.
>
> R. D'Amador.

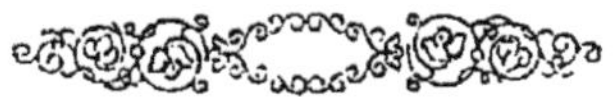

PARIS,
CHEZ BAILLÈRE,
Rue de l'Ecole de Médecine,

LYON,
CHEZ SAVY JEUNE,
Quai des Célestins.

1844.

CE QUE C'EST QUE

L'HOMŒOPATHIE (*).

> Si l'on ne désarme pas la haine injuste, la bonne foi séduite mérite bien qu'on la détrompe.
>
> R. D'Amador, *professeur de pathologie à l'École de médecine de Montpellier.*

Nous annonçons une grande découverte en médecine et les partisans des anciennes opinions refusent de nous entendre ; nous venons apporter à l'art de guérir des procédés meilleurs, et la plupart des praticiens se cramponnent plus que jamais aux vieilles routines dont toujours, et hier

(*) Je ne prétends point ici faire un exposé complet de l'homœopathie, ni répondre à tous les propos que l'on débite contre elle. Je n'ai d'autre intention que d'en donner une idée exacte et de réfuter les objections les plus spécieuses de ses détracteurs, de plus amples détails sur cette doctrine, ainsi que l'histoire de sa propagation et de ses progrès dans les principales contrées de l'Europe, etc., devant être l'objet de l'ouvrage que j'espère pouvoir terminer bientôt et dont le premier volume est sous presse.

encore, ils ont déploré l'impuissance et les dangers; ils repoussent *à priori* nos doctrines, les critiquent sans les connaître, élevant ainsi un mur de séparation entre l'expérience d'autrefois et l'expérience de nos jours, entre le passé et l'avenir de la science. Au lieu d'être les bienvenus, nous sommes traités en ennemis; au lieu de travailler en commun au perfectionnement de notre art, nous nous querellons sous les noms d'ALLOPATHES et d'HOMŒOPATHES. A qui la responsabilité de ce grand scandale, si ce n'est à ceux qui ont persécuté Hahnemann et ses disciples dans ous les pays, calomniant leurs intentions, dénaturant leurs doctrines, leur fermant la porte des académies, s'efforçant de les traiter en parias dans la république des sciences? Pour calmer toutes ces colères nous est-il permis de renoncer à la défense d'une théorie que nous croyons vraie, à la pratique d'une méthode que nous savons être la meilleure? nous ne le pensons pas. Sachant que « toute vé« rité nouvelle doit avoir, en proportion du bien qu'elle « apporte, un écueil d'épreuve qui l'attend » (*).

Les détracteurs de l'homœopathie, à défaut de raisons, lui prodiguent les titres de système impossible, absurde, incompréhensible, sans se douter, dans leur répulsion aveugle, qu'ils font ainsi le plus bel éloge de notre école. N'est-ce point, en effet, les découvertes importantes qui à leur apparition furent traitées d'absurdes, avec un acharnement qu'on ne peut s'expliquer de nos jours. C'est un fait historique dont il est facile de se rendre compte : une découverte est d'autant plus incroyable qu'elle est plus extraordinaire, plus remarquable, plus en dehors de nos idées habituelles; or, pour beaucoup de gens, ce qu'ils ne veulent ou ne peuvent comprendre, ce qui leur paraît

(*) R. D'Amador, Discours sur les découvertes en médecine, pag. 16.

incroyable est bientôt une chose absurde. Mais, avec le temps, de la patience et des débats suivis, ce qui n'était reçu d'abord que d'un petit nombre devient la doctrine généralement admise. La vérité veut, pour triompher, le grand jour de la discussion; aussi ne laisserons-nous aucune attaque sans réplique.

Plusieurs fois les journaux ont ouvert leurs colonnes aux critiques irréfléchies de nos adversaires; on trouvera à la fin de ce mémoire les deux dernières réponses que nous leur avons faites; mais, afin que ces débats ne dégénèrent pas en de vaines polémiques, je vais présenter quelques considérations qui permettront aux lecteurs de bonne foi d'apprécier la valeur relative des deux méthodes.

Les gens du monde ne se font pas, en général, une idée exacte de l'homœopathie; plusieurs se la représentent comme un de ces nombreux systèmes qui ont tour à tour surgi en médecine, qui gagnent pour un moment la faveur populaire et disparaissent, laissant à peine de légères traces. Les uns croient que cette méthode consiste dans l'emploi d'un seul remède de nature particulière administré contre tous les cas. D'autres s'imaginent que le seul fait de donner des médicaments à petites doses constitue l'homœopathie; quelques-uns n'y voient qu'un excellent régime dont les heureux effets sont attribués sans raison à des moyens à peu près inertes. Mais le plus grand nombre ne peut s'en faire une idée bien arrêtée et se figure un système bizarre, différent en tout point de la médecine ordinaire. Les considérations qui font l'objet de cet opuscule ont pour but de rectifier ces fausses notions. Nous y montrerons d'abord que, si l'homœopathie envisagée comme une *doctrine complète*, comme une *école formée*, est d'une invention récente, envisagée comme une *méthode pratique*, elle est plus ancienne qu'Hippocrate; que de tout temps on en fit usage, bien qu'on ne se rendit pas compte des principes sur lesquels elle repose. Ces développements formeront la première partie de cet exposé. Dans la seconde partie nous ferons connaître en quoi consiste l'homœopathie. On verra qu'elle ne renverse pas les expériences passées, mais qu'elle les complète; qu'elle ne détruit rien, mais qu'elle perfectionne. L'homœopathie, c'est l'art de guérir, proprement dit, avec toutes les sciences qui s'y rattachent : anatomie, physiologie, pathologie, etc. Elle ne diffère de la médecine ancienne que sur un seul point, la manière de choisir et d'administrer les remèdes. Dans le traitement ordinaire on les prescrit en effet d'après des vues théoriques, sans principe arrêté; l'homœopathie les emploie d'après une loi invariable. De là seulement, ressortent les différences des deux méthodes. Tout est commun entre elles, à l'exception de la *matière médicale* et de la *thérapeutique*, sciences qui réclament une refonte complète, de l'aveu même des allopathes instruits. La troisième partie présentera la réfutation des principales objections qu'on nous adresse.

L'homœopathie n'est point un système ajouté aux mille systèmes qui ont successivement régné en médecine. Ce n'est point une modification de théories antécédentes; mais une méthode positive, exacte, indépendante des opinions, qui apparut à l'origine de l'art, et ne cessa d'être suivie jusqu'à ce jour.

Lorsqu'il y a 50 ans, Hahnemann publia sa doctrine, il proclama un nom nouveau, mais non pas une chose nouvelle. Il attira l'attention sur des faits dont on ne s'était pas encore rendu compte, sur un procédé qu'on avait employé empiriquement depuis Hippocrate jusqu'à lui.

Pour que la valeur de ce procédé ne fût plus méconnue, pour qu'il jouât lui-même dans la thérapeutique le rôle principal qui lui est dû, il fallait déclarer la guerre aux opinions dominantes, il fallait un drapeau, un mot d'ordre destiné à séparer les camps, à réunir et grouper les partisans. Dans ce but, Hahnemann créa l'expression *homœopathie* (du grec ομοιος, semblable, et παθος, affection), ce qui veut dire que le procédé important sur lequel il attire l'attention du monde médical, consiste à traiter les maladies par des remèdes capables de produire, sur l'homme sain, des symptômes semblables à ceux qu'il s'agit de guérir. Telle est la loi fondamentale de la thérapeutique. D'autre part, il groupe les divers systèmes dont se compose l'ancienne école, sous la dénomination d'*allopathie* (du grec αλλος, différent) : l'art de traiter les maladies par des modifications différentes et variées entre elles; médecine sans principe arrêté, médecine par toutes les méthodes. De la sorte, les deux écoles sont posées par le réformateur allemand.

L'homœopathie, c'est la médecine par les spécifiques et, depuis le temps que l'on guérit par ces moyens, on fait de l'homœopathie ; car l'expérience a démontré que tous les spécifiques produisent, sur l'homme sain, des symptômes semblables à ceux de la maladie qu'ils dissipent, c'est-à-dire qu'ils agissent homœopathiquement (*). L'allopathie, entre autres moyens, emploie aussi les spécifiques, mais empiriquement ; l'homœopathie seule en fait un usage méthodique et exclusif.

Les spécifiques sont des substances médicamenteuses qui

(*) Voyez sur ce fait les témoignages d'Hippocrate, de Cullen, Murray, F. Hoffmann, Boerhaave, Sydenham, de Haen, Sarcone, Pringle, Huxham, cités dans l'*Organon*, pag. 44 à 84.

jouissent de la propriété de faire disparaître radicalement, sans produire de phénomènes appréciables, certains groupes de symptômes. Leur action est directe. On en fait usage, le mal se dissipe, on ne voit pas autre chose, et rien, dans cette opération, ne tombe sous le raisonnement. Tel est le quinquina qui coupe certaines fièvres intermittentes. On pourra chercher à expliquer ce fait par les plus belles théories, toujours est-il que l'observateur exact n'y verra jamais que l'administration du quina et la cessation de la fièvre. Voilà ce que sont les spécifiques, les remèdes par excellence, dont l'efficacité salutaire se produit doucement, sûrement, sans amener aucun trouble appréciable. Leur emploi forme le partage exclusif de l'homœopathie, qui peut, en conséquence, se proclamer la méthode par excellence, la médecine proprement dite.

Il existe encore d'autres moyens thérapeutiques tout différents des précédents ; ceux-là opèrent indirectement, conditionnellement, non sans produire dans l'économie des perturbations souvent fâcheuses. Tels sont, par exemple, les émissions sanguines, les révulsifs, les purgatifs, vomitifs, sudorifiques, toniques, etc. L'action de ces moyens, la raison se l'explique, et même on n'en fait usage, dans le traitement, que d'après des raisonnements théoriques. Ainsi on s'est fait une idée de l'*inflammation* : c'est le résultat d'un sang fibrineux qui surexcite tous les organes, ce sont les globules de ce fluide qui se poussent dans les capillaires blancs et engorgent les tissus ; il faut, par conséquent, saigner, pour rendre le sang plus liquide, plus aqueux. On se rend compte de maintes affections gastriques par des saburres qui tapissent les parois des viscères ; il faut purger pour débarrasser les intestins de ces matières. Sur l'application de ces divers procédés, on raisonne de la sorte ; mais la nature refuse de révéler à ces raisonneurs les secrets de la vie, et leurs opérations gènent, plus souvent qu'elles ne favorisent, l'œuvre mystérieux de la guérison. La saignée loin de dissiper l'inflammation la rend, dans bien des cas, plus tenace ou plus cachée ; la purgation a irrité les intestins qu'elle ne devait que nettoyer, et ainsi des autres moyens. Ce sont, au dire d'un célèbre professeur de l'école de Montpellier (*), des instruments avec lesquels le médecin frappe, en aveugle, tantôt la maladie et tantôt le malade. Ces procédés hypothétiques, rationnels et perturbateurs, sont l'apanage de l'*allopathie.*

Médecine spécifique ou homœopathique, médecine raisonneuse ou allopathique, telles sont les deux méthodes générales qui se disputent aujourd'hui l'empire des opinions.

Dès la plus haute antiquité nous trouvons la médecine spécifique en honneur (**); mais, à mesure que les théories commencent à dominer l'observation, nous voyons cette médecine refoulée par sa rivale, réduite à végéter dans l'oubli jusqu'au jour où le vigoureux génie de Hahnemann, renversant les préjugés classiques, donna lieu à la lutte mémorable dont nous sommes témoins. Dans cette immense querelle qui partage le monde médical en deux camps sous les noms d'allopathes et d'homœopathes, il s'agit du triomphe définitif de la médecine essentielle et positive sur la médecine que les hommes ont imaginée. Il s'agit de savoir qui l'emportera, de la méthode qui fait usage des substances que la sagesse providentielle nous a données pour remèdes, ou de la méthode qui met en jeu ces

(*) Barthez.

(**) Voyez Kurtz, Sprengel, tom. I.

moyens perturbateurs, inventés par l'école, établis sur une expérience boiteuse, préconisés dans un temps, dénigrés dans un autre, avec lesquels le praticien agit, le plus souvent, au hasard.

La médecine spécifique a été en honneur chez les peuples avant toute théorie médicale. On peut croire qu'elle vient, par tradition, de la science laissée à nos premiers pères. Sous la civilisation grecque, la philosophie la dénatura bientôt pour se l'incorporer et changer cet art positif en une multitude de vains systèmes, qui se résumèrent dans celui de Galien.

L'école d'Alexandrie essaya de relever la spécificité de cet injuste oubli. Mais ce louable effort qui, suivant Sprengel (*), servit plus à la pratique que tous les travaux entrepris jusqu'alors, ne put vaincre l'entraînement général pour les théories spécieuses. Les commentateurs de Galien règnent dans le moyen-âge; au milieu d'eux les éloquents plaidoyers de Paracelse et Vanhelmont, en faveur des spécifiques, ne peuvent dominer la voix du grand nombre. En ces derniers temps, l'école de Vienne, sous *Stoerck*, entreprit de lever l'étendard de cette méthode injustement méconnue; mais ce généreux mouvement fut arrêté, surtout par l'influence de la *Médecine physiologique* qui nia l'existence de toute spécificité, soit dans les maladies, soit dans les remèdes. Le sort du vaincu fut à plaindre, on lui donna le titre méprisant d'*empirisme*. Tout en profitant de ses services, on le relégua aux mains des charlatans sans daigner lui consacrer une page de mention honorable, dans ces volumineux écrits où les médications les plus absurdes trouvent de longs panégyriques.

Cependant les spécifiques ont toujours brillé par leur

(*) Auteur de l'*Histoire de la Médecine*.

vertu curatrice; à toutes les époques, on a mis en avant leur efficacité pour répondre aux objections de ceux qui nient l'existence d'un art de guérir. Sans eux la médecine n'est plus qu'un ensemble de préceptes hypothétiques plus nuisibles qu'utiles. Pourquoi donc, depuis Hippocrate jusqu'à nous, tant d'illustres écoles qui ont surgi, tant de zélés praticiens n'ont-ils point travaillé sérieusement à enrichir la matière médicale de spécifiques nouveaux, n'ont-ils pas cherché à guérir toutes les maladies par ces moyens héroïques? pourquoi, chose étrange, la méthode spécifique dite aujourd'hui homœopathique a-t-elle été négligée, repoussée, foulée aux pieds?

Quelque étonnante que paraisse cette répulsion séculaire des remèdes par excellence, il est cependant facile de s'en rendre compte. D'abord les médecins, ignorant les conditions de leur efficacité, ne savaient comment s'y prendre pour en faire usage. Voici une substance médicinale. Les allopathes ne pourront dire dans quelle maladie il faut l'administrer, si elle convient contre celles dont les symptômes ressemblent à ses effets toxiques, ou contre celles dont les symptômes en diffèrent et dans quel cas enfin. Car, pour établir ces indications, il est nécessaire de connaître la loi d'après laquelle agissent les spécifiques, ce dont les praticiens de l'ancienne école n'ont aucune idée. Ils sont donc obligés de se contenter de ceux que la tradition, le hasard et autres circonstances fortuites leur ont fait connaître. Cet obstacle à la recherche méthodique des spécifiques, cette obligation de les recevoir de la main du hasard et des bonnes femmes, ne présentaient rien de flatteur à des hommes de science, et l'on conçoit leur rancune invétérée envers les moyens dont la découverte leur procurait si peu d'honneur. En parlaient-ils sans malveillance, c'était pour s'écrier avec H. Sydenham : *Si quæ talia inveniri possint!* si l'on pouvait en trouver!

Une autre raison de la répulsion dont ils ont été et sont encore l'objet, c'est la perfection même de leur puissance curatrice. Ils sont absorbés, la maladie se dissipe, pas de phénomène appréciable pouvant servir de thême à des explications théoriques. Le patient y trouve son compte, mais le médecin raisonneur ou allopathe est loin d'y trouver le sien. Pas le plus petit prétexte à des élucubrations physiologico-anatomico-pathologiques. Quelle détestable méthode! c'est l'éteignoir de la science. Il me semble les entendre s'écrier : Vivent nos médications, c'est avec elles que nous jouons un rôle. Les maladies, c'est nous qui avons imaginé de les classer, de les grouper, de leur faire un certain apanage de symptômes bien déterminés, d'enserrer dans une dénomination invariable, leur infinie variabilité. Les remèdes, c'est nous qui les avons composés. L'honneur du traitement nous revient en entier. La nature qu'y doit-elle prétendre? Nous tirons du sang, nous purgeons, nous émétisons, nous excitons, nous narcotisons, nous tonifions, nous irritons, nous congestionnons les parties, nous apauvrissons les humeurs, nous nous moquons des crises, en dépit d'Hippocrate, nous bouleversons l'économie, nous l'*altérons* par les altérants, nous troublons les efforts guérisseurs de la vie ; qui pourra nier notre puissance thérapeutique? Combien il est agréable de traiter à sa guise une maladie qu'on a forcé de s'expliquer sur sa nature, de *diriger*, comme on dit, le traitement! Si le malade périt on aura vu, on aura senti, et le défunt surtout, que rien n'a été négligé, que tout s'est fait d'après les *règles de l'art.*

La méthode spécifique refuse ces petits agréments à ceux qui la pratiquent, elle est une, exacte, positive et met un frein au goût des hypothèses. Avec elle pas d'*écoles*, pas de vaines discussions où se complaisent l'amour-propre des maîtres et la curiosité des élèves. Tous les talents se courbent au niveau des faits. Le plus grand médecin est celui qui sait le mieux apprécier les symptômes des maladies et l'effet des remèdes. C'est là, n'en doutons pas, le motif radical de l'opposition séculaire qu'a rencontrée la méthode spécifique.

Une autre raison s'en trouve dans la fausse idée que l'on s'est faite, jusqu'à présent, des spécifiques. Suivant tous les médecins de l'ancienne école, ce sont des remèdes capables de guérir sûrement, sans exception, une espèce de maladie, et par espèce de maladie ils entendent des affections qui ont quelques points de ressemblance, et diffèrent entre elles sous plusieurs autres rapports. Or, jamais on n'a vu des maux divers céder au même agent médicamenteux, et cela se conçoit. Les allopathes en ont pris occasion d'accuser la spécificité, de la révoquer en doute, au lieu de s'en prendre aux imperfections inhérentes à la nosographie qui réunit, sous une même dénomination, des maladies variées. Oui, tout spécifique guérit constamment (si les forces du sujet le permettent) un certain mal, mais seulement celui qui ressemble à ses effets pathogénétiques: ainsi, le quinquina ne coupe pas toute pyrexie intermittente, mais celles-là seules qui sont analogues à la fièvre qu'il peut produire sur l'homme bien portant.

A toutes les époques on a vu des médecins préconiser l'efficacité de tel ou tel spécifique qu'ils avaient administré, par hasard, dans les cas qui les réclament; encouragés par ces essais, on employa les mêmes remèdes contre des maladies de même nom, mais de nature différente, et sans obtenir les résultats indiqués par les premiers expérimentateurs. A la vogue dont jouirent d'abord ces remèdes succéda un dénigrement injuste et un complet oubli, jusqu'à ce que de nouveaux succès obtenus, par hasard, reportèrent sur eux l'attention des praticiens et leur faveur passagère. Quel remède n'a pas eu son moment de triomphe? Tour à tour on les a proclamés des panacées infaillibles, et des moyens de nulle valeur; on les a vantés outre mesure, et relégués dans les feuilles jaunies des pharmacopées oubliées. Et cependant ils convenaient dans certains cas et conviendront toujours dans les mêmes cas. Mais aucun médecin allopathe ne s'est fait cette simple question : pourquoi tel spécifique a-t-il réussi une fois et ne réussit-il pas une autre fois? On comprend tout le dégoût que durent leur inspirer des moyens dont l'action leur paraissait si variable, si instable, si trompeuse.

Voilà les principales causes de la répulsion qu'a éprouvée, de tout temps, la méthode spécifique.

Depuis les travaux d'Hahnemann, ces causes cessent en partie d'exister. Puisque toute substance qui modifie l'état de l'homme en santé est un remède efficace contre un cas semblable de maladie, nous possédons un sûr moyen de trouver des spécifiques nouveaux et ne sommes plus réduits à les attendre du hasard. Bien plus, connaissant maintenant les indications de leur emploi, nous cessons d'être contraints à les administrer empiriquement. Ne semble-t-il pas qu'à l'annonce de cette découverte, les partisans de l'ancienne école aient dû s'écrier, pleins d'enthousiasme : « La voilà donc enfin trouvée cette loi thérapeutique si longtemps attendue! Bienvenus aujourd'hui sont les spécifiques, dont les merveilleuses vertus se laissent désormais appliquer avec méthode, nous n'avons plus rien à leur reprocher; ils satisfont à toutes nos exigences. » Mais, ô force des préjugés! la majorité des praticiens resta frappée de ce fait que l'homœopathie est la médecine spécifique, et, sans vouloir considérer le perfectionnement qu'elle apporte à cette méthode, ils l'englobèrent dans le même sentiment de répulsion. Heureusement ses précieux avantages lui valurent la conviction de plusieurs, et ce nombre de partisans zélés, augmentant de jour en jour, lui promet un triomphe assuré sur sa vieille rivale.

Considérons maintenant ce qu'est cette méthode en elle-même, et nous terminerons ce court exposé par une réponse aux principales objections de nos adversaires.

L'*homœopathie* est la méthode qui emploie les remèdes par voie de similitude, c'est-à-dire qui administre, contre une maladie donnée, la substance capable de développer des symptômes *semblables* chez l'homme bien portant. En dehors de cette méthode, il n'y a plus que ces deux procédés possibles : faire usage des remèdes dont les effets physiologiques sont *contraires* à ceux du mal (*énantiopathie*), ou en sont différents (*allopathie*). Si nous prouvons que le premier est le plus souvent inapplicable et dangereux, que le second n'apporte avec lui que désordre, confusion et contradiction, on en devra conclure que l'homœopathie constitue seule la véritable médecine. Nous prions le lecteur d'être attentif aux considérations suivantes :

Le principe des contraires est en opposition avec les faits les mieux établis dans la science physiologique. Il assimile les lois de la matière vivante à celles de la matière brute, en refusant de prendre en considération le caractère essentiel qui les distingue, je veux dire la *propriété de réagir*, dont la première seule est pourvue (*). Par cette faculté de réaction, le corps animé oppose une résistance quelque fois invincible à toute cause agissant en sens *con-*

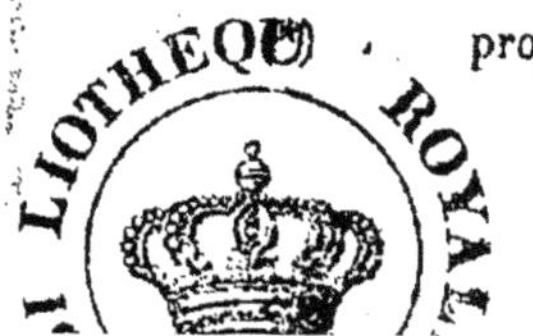

(*) ... propriété diffère essentiellement de l'élasticité.

traire des mouvements vitaux. Ainsi l'économie soumise à l'action d'un froid intense, ou finira par triompher en développant une chaleur extrême, ou succombera et sera détruite; les purgatifs finissent par amener la constipation et l'opium l'insomnie. Cette propriété est inhérente à la vie; elle constitue son caractère fondamental; elle se manifeste dans tous ses actes. Ce sera donc le plus faux, le plus insensé des préceptes, celui d'arrêter les tendances morbides de la nature par des influences directement opposées. Un tel procédé, dans la majorité des cas, doit accroître le mal, car on ne s'oppose pas de front aux mouvements de la vie sans la léser gravement. Il est certain qu'il n'y a rien d'aveugle dans les mouvements vitaux, alors même qu'ils se présentent à nous sous l'appareil désordonné de la maladie. Ils expriment dans leur ensemble une tendance curatrice, et ce fait a été reconnu par les médecins de toutes les écoles. Eh bien! le procédé des contraires ne vient-il pas protester contre cette opinion fondée sur l'expérience, en prenant à rebours la sage direction de la nature médicatrice et renversant brutalement toutes ses dispositions salutaires?

Supposé que le principe des contraires fût juste, nous disons qu'il serait à peu près inapplicable. En effet, à l'exception de quelques simples aberrations de l'état physiologique, dont on peut aisément déterminer le caractère général et auquel on peut opposer efficacement un contraire hygiénique, toutes les maladies offrent dans leur physionomie un type spécial et *sui generis* qui leur est propre, dont on peut bien se figurer le semblable, quelque chose d'approchant, mais dont il est impossible de se représenter le contraire. Quel est le contraire de la rougeole, de la pleurésie, de la goutte? que répondre à cette simple question : qu'il y a dans ces trois affections un élément commun, l'état inflammatoire, auquel on opposera la médecine antiphlogistique? vaine fuite. Le point de ressemblance, c'est vous qui l'imaginez ; les différences sont radicales et frappent les yeux. Trois indications diverses, un seul et même traitement! Disons donc plutôt que vous n'avez que faire de cette loi des contraires. Quel est le contraire de la fièvre typhoïde, de la gale, de la migraine, etc. ? Pauvre loi !

Si l'on ne doit pas adopter pour règle thérapeutique de traiter les maladies par des agents à effets contraires aux symptômes, quelles autres méthodes peut-on encore proposer? évidemment il n'y a plus que les deux suivantes possibles : traiter par des moyens dont l'action est *différente* de celle du mal, ou dont l'action lui est *semblable*, c'est-à-dire les procédés allopathique et homœopathique. Celui-là est, par sa nature même, éminemment opposé à toute médication exacte; car le fait de dissemblance exclut l'ordre et l'unité, pour devenir une source permanente d'anarchie d'opinions, au milieu desquelles il est impossible d'établir une loi, comme on voit dans l'école allopathique, qui cumule cette méthode désordonnée avec celle des contraires. Reste donc le procédé des semblables. Si la médecine existe, ce procédé est prouvé le seul convenable par l'exclusion des deux autres. Cependant nous allons lui consacrer quelques développements qui feront toucher du doigt la base solide sur laquelle il repose.

Le principe homœopathique s'appuie sur l'observation des faits, de faits évidents, irréfragables, qui ont parlé d'eux-mêmes, sans avoir été dénaturés ou arbitrairement interprétés par des théories antécédentes. Son point de départ satisfait à la critique la plus éclairée.

Comme la plupart des grandes découvertes qui ont révolutionné les arts et les sciences, la connaissance de cette loi thérapeutique fut pour ainsi dire le fruit du hasard. Elle était renfermée comme conséquence dans une multitude de faits connus, et plusieurs praticiens l'avaient même formulée à différentes époques. Cependant on peut dire qu'elle resta à peu près cachée au monde médical jusqu'à la fin du siècle passé, où elle fut publiée par *Samuel Hahnemann*.

Lassé des mécomptes de la pratique, du vague et de l'insuffisance des préceptes de l'école, ce célèbre réformateur avait abandonné l'exercice de l'art pour les travaux du cabinet. Un jour, occupé à la traduction de la matière médicale de Cullen, au chapitre du *quinquina*, il fut frappé des propriétés thérapeutiques nombreuses et contradictoires attribuées sans critique à ce remède et des hypothèses émises pour expliquer son action fébrifuge. Alors, par un de ces traits d'illumination subite dont l'histoire des grandes découvertes offre plusieurs exemples: tranchons le nœud, s'écria-t-il, j'essaierai le quinquina sur moi-même et j'en observerai les effets. Il prend une forte décoction de cette écorce et le même jour il est atteint d'un accès complet de fièvre intermittente, pourvu de ses trois *stades* de froid, de chaleur et de sueur. Conclure de cause à effet, de la propriété fébrigène du quina à sa faculté fébrifuge, généraliser ce mode d'action et l'appliquer à tous les spécifiques, tel est pour ce profond génie le résultat de cette remarquable expérience. Cependant la généralisation de ce fait est une application outrée de l'analogie, et cette loi de similitude n'est encore qu'une idée préconçue. Il s'agit de montrer qu'elle ne se manifeste pas seulement dans les effets du quinquina, mais aussi dans la manière d'agir des diverses substances médicamenteuses. Il s'agit de lui donner le caractère de la plus grande certitude par une expérimentation longue. Hahnemann s'y dévoue tout entier. Doué d'une santé parfaite, il consent à se constituer pendant plusieurs années en état de maladie permanent. Il essaie successivement l'action des spécifiques déjà connus, et constate, pour chacun, cette propriété de produire sur lui un ensemble de phénomènes analogues aux groupes de symptômes contre lesquels on voit, dans les auteurs, qu'ils se sont montrés efficaces. Il compulse tout ce qui a été écrit sur l'action des drogues simples, les empoisonnements aigus, les lentes intoxications. Ces observations confirmèrent pleinement le résultat de ses propres essais. Enfin, pour faire la contre-épreuve de son expérience, il administre à des malades les substances qui mettent l'homme sain dans un état semblable au leur, et le succès clinique vient donner à cette loi thérapeutique une dernière et irréfragable sanction.

C'est ainsi qu'a procédé le fondateur de l'homœopathie pour établir le principe des semblables. On voit donc qu'il repose sur le témoignage d'une immense collection de faits. Ajoutez à cela que les expériences d'Hahnemann ont été répétées depuis quarante ans par une multitude de praticiens répandus en Europe, et tout homme consciencieux sera forcé d'avouer que la loi des semblables est établie sur le fondement inébranlable de l'observation.

La doctrine homœopathique, comme toute vérité générale, n'est pas née un jour toute faite; elle est aussi vieille que l'humanité. Si quelque chose doit étonner, ce n'est pas de la voir surgir maintenant grande et puissante de son oubli séculaire, prête à renverser l'ancienne école; ce qui doit surprendre, c'est que les préjugés, nés de fausses théories médicales, aient pu cacher si longtemps l'évidente logique de cette doctrine. En effet, quoi de plus conforme à la saine raison, lorsqu'on veut agir sur une substance, atteindre et modifier un objet, que de se servir d'instruments qui ont prise sur lui ? Or, les remèdes, d'après le résultat de l'expérimentation chez l'homme sain, agissent sur tel ou tel appareil, organe ou tissu, sur telle ou telle fonction. Lors donc qu'un de ces appareils ou organes sera malade, il faudra employer, pour le guérir, le spécifique qui aura prise sur lui ; tout autre restera sans effet ou sans produire l'effet désiré. Mais un remède spécifique n'agit sur un organe qu'à la condition d'y exciter des phénomènes anormaux qui auront la plus grande ressemblance avec les symptômes morbides ; car, dans les deux cas, c'est le même appareil ou organe qui réagit. Donc, *pour guérir, il faut administrer le médicament qui produit sur l'homme en santé l'ensemble de phénomènes les plus semblables à la maladie à traiter.* Cela est de toute évidence.

Un autre point de la doctrine homœopathique, c'est le précepte d'étudier les effets des médicaments sur l'homme sain ; ce qu'on appelle *expérimentation pure.* Il est clair que cette connaissance des effets des remèdes est absolument nécessaire pour les appliquer d'après la loi des semblables. Pour l'école ancienne, cette étude est plutôt nuisible qu'utile, comme nous le prouverons ailleurs. L'homœopathie cherche dans la vie les secrets de la vie, elle apprend, par l'expérimentation sur l'homme bien portant, quel doit être le mode d'action des remèdes sur le malade. L'allopathie n'a pas de méthode pour arriver à connaître ce mode d'action, et le hasard ne cesse d'être en cela encore sa meilleure ressource. Quelquefois, des qualités chimiques et physiques d'un remède, elle conclut à ses propriétés médicinales ; d'autres fois elle les expérimente sur le malade. Le premier moyen est tout à fait illusoire, car il n'y a rien de commun entre la vie et les caractères chimiques ou physiques des substances ; le second, qu'on nomme *clinique*, est une des plus grandes aberrations de cette école. En effet, par la clinique. on procède à contre-temps; car, au moment où il faut administrer le médicament dont on doit connaître les propriétés par une expérience antécédente, c'est alors qu'on le soumet à un essai. Le patient, au lieu d'être traité dans un but de guérison, est exploité dans un but d'expérimentation. Si au moins ces essais donnaient lieu à des résultats certains et invariables, on entreverrait la possibilité de s'en passer un jour. Malheureusement il n'en est pas ainsi. Les allopathes, traitant avec des *à peu près*, sans déterminer exactement les caractères de la maladie, ne peuvent savoir si le cas d'aujourd'hui ressemble à tels autres, et si les mêmes remèdes lui sont applicables. Ils restent réduits à expérimenter indéfiniment. *Essayons*, dit le médecin; *on a essayé*, dit le malade. Cette expression est tellement usitée que personne ne s'aperçoit de l'amère critique qu'elle renferme. Oui, sous ce rapport, le monde entier est bien réellement l'hôpital du docteur *Griffon*. Pline disait de son temps : *Discunt periculis nostris, et experimenta per mortes agunt.* C'est ce que l'on disait avant lui et c'est ce que l'on dira tant que subsistera l'allopathie. Quand bien même ce procédé d'expérimentation sur le malade ne serait pas à rejeter, il ne saurait donner de résultats positifs, car les effets propres au remède, confondus avec ceux de la maladie qui sont toujours essentiellement variables, ne pourraient s'en faire distinguer. D'ailleurs, pour essayer un remède plutôt qu'un autre, il faut un motif, et l'allopathe n'en a point, si ce n'est qu'on a essayé avant lui cette substance. Il la donne parce que d'autres praticiens en ont fait usage; mais ce procédé empirique suppose une action médicinale déjà connue et n'apprend donc rien de nouveau. Aussi ne voit-on pas, dans l'histoire de la médecine, un seul médicament fourni par la clinique.

La médecine ordinaire fait usage de médicaments composés; elle prescrit à la fois plusieurs remèdes différents sans savoir le plus souvent les effets qui résulteront de ces mélanges, et s'ils guérissent dans certains cas, on ne sait à quel *composant* l'attribuer. Il arrive que plusieurs substances s'y neutralisent et s'y nuisent réciproquement. Enfin, on reste avec ces moyens dans le vague et l'incertitude de l'empirisme. La nouvelle méthode n'administre jamais qu'un seul médicament à la fois, trituré ou dissout dans un corps neutre (eau distillée, alcool ou sucre de lait) qui n'ôte rien à ses propriétés. Cette uniformité de préparation, qui fait perdre aux substances médicamenteuses leur caractère de forme, de couleur, d'odeur et de goût, et qui donne à toutes un aspect identique, a fait croire à bien des gens que les homœopathes n'avaient qu'un seul et même remède pour toutes les maladies. C'est surtout dans les classes peu instruites que cette erreur est le plus répandue.

L'expérimentation sur l'homme sain et la loi des semblables sont les principes constituants et fondamentaux de la doctrine homœopathique. De ces principes fondamentaux découlent plusieurs préceptes importants. D'abord celui de *petites doses*. Si les symptômes morbides sont, au dire des praticiens habiles, le résultat des efforts de la nature médicatrice, l'homœopathe *dirige* cette tendance, bien loin de s'y *opposer* comme le fait l'allopathe. Or, pour diriger une force, il faut des moyens bien moins énergiques que pour s'opposer à son action. Mais cette douceur de nos moyens n'ôte rien à leur vertu thérapeutique. Pour guérir, leur efficacité surpasse celle des préparés allopathiques; pour troubler l'économie ils sont évidemment inférieurs à ceux-ci. La guérison, le soulagement, ou tout au plus une légère surexcitation du mal sont les seuls résultats appréciables de nos remèdes; donnés allopathiquement, on ne tarde pas à voir survenir de graves modifications, douleurs, fièvres, excrétions augmentées ou supprimées, altérations des humeurs, etc. Il est facile de se rendre compte de cette supériorité thérapeutique de nos agents médicamenteux : tout ce qui modifie profondément notre économie agit sur elle à l'état d'impondérable; ainsi les miásmes marématiques, pestilentiels, typhoïques, etc. A cet état les substances ont plus d'action sur la vie, qui est elle-même impondérable. C'est cette manière d'être que nous cherchons à procurer à nos remèdes, en y développant par trituration et division la force médicinale qu'ils recèlent. Par le moyen de ces préparations, nous obtenons d'un millième de grain des effets thérapeutiques plus marqués que les allopathes n'en peuvent produire avec le grain entier administré en nature. Du reste, l'action des petites doses est un fait d'expérience, qui peut en conséquence se passer de toute explication. Fût-il mal prouvé (et pour nous il l'est pleinement), on n'en pourrait rien conclure contre la valeur de la doctrine homœopathique, qui consiste essentiellement dans l'administration des spécifiques d'après la loi de similitude. Qu'on coupe une fièvre avec une once de quinquina ou avec un milligramme de quinine, dans les deux cas on a traité homœopathiquement.

Un caractère propre à la doctrine homœopathique, c'est l'*individualisation*, la *spécialisation* en pathologie. L'ancienne médecine voit partout des espèces de maladies, l'homœopathie ne reconnaît que des cas de maladie; celle-ci traite des individus malades, celle-là des affections générales fixées sur tels et tels individus. Ainsi une épidémie se montre; les médecins allopathes en déterminent la nature, en désignent le nom; et cela fait, chacun d'eux la traite à sa façon, de la même manière chez tous les sujets atteints;

il n'y a plus pour eux de malades, mais seulement une affection abstraite. Pour l'homœopathe, les choses ne vont pas de la sorte : il considère attentivement l'état de chacun de ses patients en particulier ; mettant de côté le tableau général du mal régnant, il s'applique à rechercher les modifications que lui ont fait subir chez les divers sujets, leur tempérament, leur sexe, âge, habitudes, etc. Voici, par exemple, une fluxion de poitrine. Quelques traits principaux, la matité des parois thoraciques, le râle crépitant, les crachats rouillés et visqueux, etc., la signalent au médecin allopathe, qui, sur ces données générales, établit un même traitement pour tous les cas de fluxion de poitrine. Le praticien homœopathe remarque, à côté ces symptômes communs à toutes les pneumonies, les différences caractéristiques que cette affection présente chez les divers sujets ; il modifie en conséquence son traitement pour chacun d'eux ; il individualise, tandis que l'allopathe généralise au grand détriment du malade. La loi de similitude, dont l'application exige une comparaison exacte entre les symptômes du mal et les effets du remède, pousse nécessairement le praticien du nouvel art à prendre en considération tous les phénomènes morbides, à spécialiser en un mot.

L'étude des remèdes sur l'homme sain, leur administration au malade d'après le principe des semblables, avec une appréciation exacte de tous les symptômes morbides, VOILA CE QUE C'EST QUE L'HOMŒOPATHIE.

Objections. L'homœopathie, ainsi que toutes les bonnes doctrines, est en butte à des attaques passionnées, à des objections réfutées mille fois et sans cesse renouvelées. Tel est le sort des grandes vérités avant l'époque de leur triomphe définitif. Il faut que leurs précieux avantages soient mis au jour par cette lutte, comme l'étincelle jaillit du silex sous le choc de l'acier. Partout où l'homœopathie s'est introduite, elle a d'abord soulevé contre elle des flots d'objections malveillantes. Il est des pays où elles ont fait leur temps, en Allemagne, par exemple. Le public s'y montre déjà las de ces assertions rebattues et mal fondées, et se livre avec une confiance toujours croissante aux mains des praticiens du nouvel art. En France cet heureux moment n'est pas venu pour nous; on s'y laisse encore influencer par les déclamations de nos adversaires; leurs insinuations pénètrent toutes les classes sociales, et nous entourent d'un réseau de préjugés défavorables et de préventions difficiles à vaincre. Gardez-vous de l'homœopathie, disent à leurs clients maints docteurs allopathes, c'est une méthode dangereuse; si parfois elle fait du bien, elle peut faire aussi beaucoup de mal. On s'en ressent toute la vie, elle attaque profondément l'économie, elle rend insensible à l'action de nos remèdes. D'autres s'écrient d'un ton aimable et plaisant : L'homœopathie! quelle sotte plaisanterie! La partie qui est plus puissante que le tout! l'infiniment petit plus fort qu'une grosse masse! des millionièmes de grains! de beaux riens! Prenez, prenez le globule merveilleux : s'il ne vous fait du bien, il ne vous fera certainement pas de mal. Il en est qui disent gravement : Les homœopathes ont des succès, on n'en peut douter, mais ils les doivent tous au régime qu'ils prescrivent. D'autres attribuent ces guérisons mutipliées et remarquables aux seuls efforts de la nature médicatrice. Au dire de ces confrères dissidents, notre méthode est le tombeau de la science médicale; avec elle, les notions d'anatomie, de physiologie, sont inutiles; il suffit de relever les symptômes apparents d'une maladie et de les comparer avec les effets des remèdes. Il ne faut pas d'autres conditions pour être un parfait homœopathe; aussi chacun peut-il le devenir sans études préliminaires. Une méthode plus facile ne se peut imaginer, et si nous ne voulons pas à toute force l'adopter, c'est que nous avons pour cela de graves raisons. L'homœopathie ne tient compte ni des causes des maladies, ni des lésions des organes, ni des connaissances nosographiques. Quelle confiance peut inspirer une semblable doctrine? D'ailleurs ses prétentions sont ridicules au dernier point; elle se vante de guérir toutes les maladies; elle condamne tout ce qui a été fait jusqu'à ce jour; elle jette le blâme sur des moyens qui ont pour eux l'expérience des siècles; elle déverse le mépris sur d'illustres écoles et sur les praticiens dont s'honore l'humanité. Ses promesses sont magnifiques, et comment les tient-elle? où sont les maladies incurables jusqu'à ce jour et qui cèdent maintenant à ses remèdes? Elle parle constamment de spécifique : qu'elle montre ceux dont elle a su enrichir la matière médicale. Elle attribue à ces substances une action sur l'homme sain, qui n'existe pas en effet; car nous avons répété ses expériences, qui n'ont pas donné lieu aux résultats qu'elle proclame. On l'a essayée publiquement au lit du malade, et chaque fois elle y a laissé voir son impuissance. Si cette méthode était vraiment bonne, ne l'aurions-nous pas adoptée depuis longtemps? Ses partisans sont habiles à la développer, à la défendre, et pourtant voyez comme ils sont peu nombreux, et combien leur petit nombre est lent à s'accroître! Voilà ce que déclament journellement contre nous la plupart des médecins allopathes. La réfutation de ces attaques va nous servir de texte à un très clair exposé et à une complète apologie de notre méthode.

Ceux qui veulent critiquer l'homœopathie doivent se la représenter exactement telle qu'elle est reconnue par ses partisans, telle qu'elle est décrite dans leurs ouvrages classiques, et non point s'en rapporter à des ouï-dire et des préjugés. Si nos confrères opposants en ont agi de la sorte, comment se fait-il qu'ils accusent notre méthode d'être dangereuse? ignorent-ils que nos médicaments sont les mêmes que ceux dont ils font usage et n'en diffèrent que par une dose moindre? Un peu de sucre de lait ou d'eau pure, mélangé d'une très minime proportion de substance médicamenteuse, est prescrit au patient à des intervalles d'autant plus rapprochés que la maladie est plus aiguë, d'autant plus longs qu'elle est chronique. On n'exige pas de son organisme d'autres efforts que celui de supporter le doux remède; aussi les forces lui sont-elles laissées en entier pour sa guérison, et les convalescences sont merveilleusement courtes. On ne l'a point affadi par des potions *selon la formule*, on ne l'a pas noyé dans les tisanes traditionnelles, on ne lui a pas ruiné l'estomac par la diète magistrale. Si ce n'est dans certains cas d'affections gastro-intestinales, et pendant la surexcitation fébrile, on lui a fait suivre un régime fortifiant; les consommés et les viandes rôties administrés avec le remède ont concouru à son action salutaire. C'est là le traitement homœopathique. Combien ne diffère-t-il pas de celui que l'ancienne école prescrit à ses malades, et avec quelle justesse ne pouvons-nous pas reporter sur le dernier cette accusation de nocuité qu'on se plaît à diriger contre la plus douce, la plus inoffensive des méthodes?

La médication allopathique est essentiellement dangereuse, et par la nature même de ses moyens perturbateurs, et par l'impossibilité de les appliquer directement contre le mal, en sorte que l'économie en est toujours plus ou moins affectée, et qu'elle a dû résister, non-seulement à la maladie, mais encore à l'action du remède. Le monde est plein de ces victimes de la médecine ancienne, et nos clientèles en sont en grande partie composées. *J'ai été abîmé de remèdes*, c'est, pour l'ordinaire, le premier renseignement que nous recevons. Tel vient et nous dit : J'ai ce bras qui maigrit et dépérit depuis qu'on y a mis un cautère, et sans aller mieux du reste. Tel autre : Je souffre de violents maux de tête, survenus à la suite d'une application de tartre stibié à la nuque. Celui-ci se plaint de faiblesse de la vue et douleur des yeux depuis une saignée, celui-là de gastralgie rendue plus vive par l'application de sangsues à l'épigastre. Je suis extrêmement faible, j'ai les jambes engorgées, la peau flasque et décolorée, le ventre dur, les digestions difficiles. — On vous a fait prendre dn china, sans doute? — Oui, Monsieur, beaucoup et sous toutes les formes; depuis lors est survenu le mal pour lequel je viens vous consulter aujourd'hui. Je sens que mes forces baissent à vue d'œil. On m'a donné des pilules *mercurielles*, dit un autre, et depuis lors j'ai la bouche dans le plus fâcheux état, mes gencives sont gonflées et saignantes, mes dents se déchaussent, mes cheveux tombent, mes ongles se fendent et se cassent aisément, la nuit j'éprouve d'atroces douleurs dans l'intérieur des membres. J'avais un gros cou qu'on a traité par de l'iode, nous dit une jeune dame; il m'en est resté une petite toux sèche, cet état de maigreur que vous voyez et la perte de mes seins, qui se sont flétris et fondus peu à peu. J'avais une éruption, on me l'a fait passer par des frictions avec une pommade; depuis lors je me sens tout mal à l'aise et ne peux plus travailler, dit un autre. A la suite de bains *sulfureux* cette jeune personne a pris les pommettes rouges, a vomi du sang; maintenant elle crache des matières épaisses et se plaint d'oppression de poitrine; le dépérissement phthisique commence à se montrer. Qui pourrait énumérer tous les résultats fâcheux, et souvent mortels des traitements allopathiques qui se produisent chaque jour (*). Et ces accidents de nature chronique, bien que le plus souvent très graves et la source d'une foule d'infirmités, sont loin encore des funestes effets de ces médications dans les maladies aiguës inflammatoires. C'est là qu'on voit les forces et la vie s'écouler avec le sang. Cette désastreuse méthode des émissions sanguines répandue dans le monde entier y fait d'innombrables victimes. L'allopathie est une arme à deux tranchants qui veut être maniée avec une réserve extrême et une rare prudence; mieux vaut n'en pas faire usage du tout, que de l'employer à la légère, comme la plupart des praticiens. Ecoutons à ce sujet les graves paroles de l'illustre *Boërhaave:* « Si l'on vient à peser mûrement le bien qu'a procuré aux hommes une poignée de vrais disciples d'Esculape, et le mal que l'immense quantité des docteurs de cette profession a fait au genre humain depuis l'origine de l'art jusqu'à ce jour, on pensera, sans doute, qu'*il serait plus avantageux qu'il n'y eût jamais eu de médecins dans le monde* » (**).

« L'homœopathie ne fait pas de mal; elle ne fait non plus aucun bien, disent quelques-uns de nos adversaires; c'est une méthode inefficace dont les guérisons ne peuvent être attribuées qu'aux seuls efforts de la nature.» Cela fût-il vrai, on ne pourrait nier que cette méthode n'eût sur l'ancienne deux grands avantages, celui de ne pas gêner les tendances de la force vitale médicatrice et d'être inoffensive par elle-même. Vous dites que nous ne guérissons pas, à une

(*) *Lieutaud*, dans son traité d'anatomie pathologique, rapporte plus de cinq cents observations de lésions mortelles de l'estomac et des intestins dus aux médications allopathiques.

(**) *Institut Médical*, p. 401.

époque où il n'y a peut-être personne qui n'ait été témoin de la guérison d'une connaissance, d'un ami ou d'un parent dont le mal rebelle à toutes les ressources de votre art a cédé à l'emploi de nos moyens. Ces témoignages vous forcent à reconnaître une certaine efficacité à notre méthode, à moins qu'il ne vous plaise d'établir que la nature médicatrice nous est plus favorable qu'à vous. Comment peut-on croire qu'une médecine qui ne guérit pas soit, après quarante ans d'existence, plus vivace, plus progressante qu'aux premiers jours; qu'elle ait des hôpitaux où l'on perd moins de malades que dans les établissements allopathiques (*); qu'elle gagne en tous pays la confiance des classes instruites et les moins capables de se laisser tromper? ne serait-ce point un prodige? Mais bien des gens, nous l'espérons, ne voudront pas ajouter foi à ce prodige, aimant mieux croire une chose fort naturelle, à savoir : que nos adversaires nient nos guérisons parce qu'ils ont intérêt à les nier. Ils le croiront d'autant mieux que plusieurs d'entre les allopathes, moins aveuglés ou plus sincères, reconnaissent nos succès et les attribuent au régime que nous prescrivons.

C'est là l'objection la plus répandue comme aussi la plus ridicule que puisse faire un médecin. Quoi! cette vieille école qui ose se targuer du nom d'hippocratique, n'a pas su trouver depuis trois mille ans un régime convenable? A quel objet a-t-elle donc employé son temps et consacré ses travaux, si, n'ayant fait de sa *matière médicale* qu'un assemblage informe d'idées inexactes (**), elle n'a pas même établi de sages préceptes hygiéniques? C'est en effet notre jeune doctrine qui a donné la première une règle sûre et invariable pour le régime. L'allopathie n'en a point. En cela,

(*) Voyez la réponse au *Réparateur* à la fin de cette brochure.

(**) Bichat, anat. gén.

comme en tout, règne chez elle l'arbitraire et l'anarchie d'opinion. Tel praticien soumet ses patients à un genre de diète tout différent de celle prescrite par tel autre. Celui-ci raffole de l'eau de gomme, celui-là recommande presque toujours les excitants et les toniques. Le régime homœopathique repose sur deux préceptes invariables : 1° éviter, pendant le traitement, l'usage de toute substance médicamenteuse ou contenant des principes médicamenteux, pour ne pas troubler l'action des remèdes administrés ; ainsi, sont prohibés les épices, les liqueurs, le café, les herbages de haut goût, les cosmétiques, etc. ; 2° donner une nourriture fortifiante, du bouillon de bœuf, des viandes dans tous les cas où les organes digestifs ne sont pas spécialement affectés, où le malade témoigne avoir de l'appétit et n'éprouve pas de fièvre. Combien de pauvres patients, dans ces conditions, supplient vainement leurs docteurs allopathes de leur accorder un morceau de pain et, faute de nourriture, n'arrivent qu'avec peine au bout d'une longue et indécise convalescence qui eût marché entre nos mains avec une merveilleuse rapidité ! Notre pratique nous en fournit souvent la preuve, et nous pourrions citer telles familles où des enfants gravement malades périrent en criant j'ai faim, et dans lesquelles d'autres enfants soumis à nos soins pour le même genre d'affection se rétablirent parfaitement après avoir satisfait leur dévorant appétit. Oui, notre régime est excellent ; sa part dans nos succès thérapeutiques n'est pas douteuse. C'est un utile auxiliaire, mais voilà tout. Il présuppose l'action de nos remèdes, qui amènent en général un appétit marqué, comme peuvent le témoigner la plupart de ceux qui se sont soumis au traitement homœopathique. Le régime seul peut mener à bonne fin quelques maladies de nature simple et bénigne, comme aussi celles qui empiraient sous l'action de vos médications incendiaires, mais il sera toujours incapable de guérir des affections invétérées, psoriques, vénériennes et autres que nous traitons avec succès.

Les attaques de nos adversaires à propos des *petites doses* montrent jusqu'où va l'irréflexion de leur critique. En effet, si l'homœopathie consiste essentiellement dans l'emploi des spécifiques, d'après la loi des semblables, elle n'a rien à démêler dans la question des doses, qui reste un simple précepte de pratique. Que ceux de nos confrères dissidents qui repoussent notre méthode à cause de ce précepte accessoire, veuillent bien l'enfreindre tout d'abord, et administrer homœopathiquement leurs remèdes habituels. L'expérience les conduira bientôt à diminuer progressivement ces doses, jusqu'à les rendre conformes aux nôtres. Ainsi nous voyons déjà un médecin militaire allopathe de Marseille, le docteur Boudin, obtenir de brillants succès contre les fièvres intermittentes avec des centièmes de grain. Que l'on cesse de condamner pour s'occuper d'expérimenter. Mais il est à croire que nos acharnés détracteurs n'en voudront rien faire; ils craindraient de perdre dans les objections sur les petites doses, une source inépuisable de fines plaisanteries qui font fortune chez certaines classes. Il est cependant facile de comprendre pourquoi l'homœopathe fait usage de petites doses; puisqu'il administre des remèdes qui agissent dans le sens de la nature médicatrice, il n'a besoin que de donner à celle-ci une légère impulsion qui demande peu de force.

On nous fait dire à ce sujet une autre absurdité, à savoir: que la partie est plus forte que le tout, que nous obtenons plus d'effet d'un millième de gramme que d'un gramme entier. Le fait est que nous soumettons nos médicaments à des préparations qui développent extrêmement leurs propriétés thérapeutiques, de sorte que nous sommes obligés de les faire prendre en très petite quantité. Un milligramme ainsi préparé aura plus d'action curatrice qu'un gramme brut, comme aussi ce milligramme en aura mille fois moins que le gramme qui a subi la même préparation. Si le public se représentait ces choses, on en finirait bientôt avec ces ridicules plaisanteries sur les petites doses.

Pour infirmer la valeur de nos expérimentations sur l'homme sain, quelques praticiens allopathes proclament avoir répété ces essais sur eux-mêmes sans obtenir de résultat. Mais aucune de ces expérimentations négatives n'a été publiée. On ne sait rien sur la manière dont elles ont été faites ; on ignore si les conditions nécessaires à leur réussite ont été remplies. Que peut-on conclure de ces prétendus insuccès et que prouvent-ils en présence des immenses travaux en ce genre entrepris par Hahnemann et les nombreux homœopathes de tous les pays; travaux qui ont été publiés dans leurs circonstances les plus détaillées ? que prouvent ces prétendus insuccès de quelques médecins obscurs en présence des ouvrages des professeurs *Kopp* et *Joërg* (*), deux allopathes ardents, ennemis de notre méthode, qui pour la confondre, répétèrent les essais sur l'homme sain, et obtinrent les mêmes résultats qu'Hahnemann ? Le public sensé ne peut faire aucun cas de ces assertions gratuites par lesquelles on cherche à renverser les bases de notre doctrine.

Avec aussi peu de fondement nos adversaires publient que l'homœopathie se montra impuissante toutes les fois qu'on l'essaya publiquement dans les hôpitaux. Ce sont là précisément les circonstances où la supériorité de cette

(*) Ils publièrent ces résultats dans les ouvrages intitulés : *Materialen zu einer Künftigen Heilmitellehre* von *Joerg*. Leipsig., 1825.
Erfahrungen der homœopathie von *Kopp*. *Frankfurt*. 1832.

méthode parut dans tout son jour; il serait trop long de citer ici les faits : on les trouvera avec toutes les preuves désirables dans la relation de mon *Voyage*. Qu'il me soit permis seulement d'apporter à ce sujet le témoignage d'une personne étrangère à l'art, l'ambassadeur d'Autriche à Naples, qui se trouvait à Vienne lors des fameuses expériences sur l'homœopathie faites par ordre de l'empereur dans le grand hôpital de l'académie Joséphine.

Vienne, le 14 septembre 1828.

« Monsieur,

« Si j'ai tardé de répondre à la lettre que vous m'a-
« vez fait l'honneur de m'écrire, en date du 18 juillet,
« c'est uniquement par le désir de vous envoyer ce que
« vous désiriez savoir sur le résultat de l'épreuve faite à
« l'académie Joséphine de la doctrine homœopathique;
« mais mon attente est vaine, et je ne veux pas la pro-
« longer davantage, ni tarder à vous assurer que vous
« aurez le rapport dès qu'il paraîtra.

« *La méthode a subi, de la manière la plus brillante,*
« *l'épreuve à laquelle elle a été soumise; c'est pourquoi*
« *les antagonistes apportent des difficultés à la publica-*
« *tion du rapport.....*

« Veuillez agréer, etc.

« Ficquelmont,
« *Ambassadeur d'Autriche près du Roi de Naples* (*). »

Les pensées que fait naître cette lettre me dispensent ici de toute réflexion.

Si l'homœopathie jouit de la faveur publique, il faut que les guérisons obtenues par elles soient bien nombreuses et

(*) *Discorsi di Romano*, p. 286.

bien incontestables; car cette méthode froisse tous les préjugés populaires. L'ancienne méthode a su accoutumer le peuple à prendre les médicaments en masses, comme des aliments. Les gens veulent de longues prescriptions, des bouteilles pleines, des boîtes de pilules, des onguents, des pommades. Plus la matière abonde, plus le remède a de volume, plus ils comptent sur son efficacité. Ils regardent au contraire avec une surprise inquiète nos petites doses de remède dont la ténuité et l'uniformité apparente renversent toutes leurs idées pharmaceutiques. Ils ne sauraient s'imaginer que ce peu de chose puisse produire sur eux quelque effet et, si les symptômes de la maladie deviennent formidables, comme dans les fièvres typhoïdes et les pneumonies par exemple, souvent alors on voit l'entourage du patient manifester ses doutes sur l'action de nos moyens et réclamer l'appareil perturbateur des médications ordinaires. Aux grands maux, disent-ils, il faut opposer de grands remèdes et par grands remèdes ils entendent tout ce qui attaque violemment l'organisme : les émissions sanguines, les vésicatoires, les révulsions par le fer ou le caustique. En vain on leur dit que ces procédés sont toujours plus nuisibles qu'utiles, qu'ils affaiblissent l'économie et augmentent les chances fâcheuses, rien ne peut chasser de leur esprit des préjugés enracinés. Une amélioration subite suivie d'une prompte guérison est seule capable de raffermir la confiance ébranlée. C'est surtout dans les idées généralement répandues sur les vices des humeurs que l'homœopathie rencontre le plus d'obstacles. Le peuple (c'est-à-dire les personnes étrangères à la médecine) est entiché de la croyance aux humeurs *peccantes*. Suivant lui, la guérison n'est complète et durable que dans le cas où la matière viciée a été rendue. Docteur, nous répète-t-il souvent, quand me donnerez-vous un remède qui me purge? Vous ne m'avez pas encore purgé et j'en dois avoir grand besoin. Il se représente ses intestins comme des tuyaux inertes qui s'engorgent et veulent être nettoyés de temps en temps. Tel autre se plaint d'avoir des humeurs dans le sang. En conséquence, dit-il, on m'a fait mettre un cautère. Depuis lors le mal empire; cependant le cautère donne et c'est un plaisir de voir combien il tire d'humeurs. Qu'elles sont laides, épaisses et fétides! Vraiment, je n'aurais jamais cru avoir tant de saletés dans le corps et, si je n'ai pas guéri, ç'a n'a pas été la faute de ce remède. Dire à ces *humorophiles* qu'un cautère appliqué à un homme sain en fera sortir autant de pus que d'un corps malade, que tout purgatif produira aussi facilement son effet sur les personnes bien portantes, par la même raison qu'une pincée de tabac jetée dans l'œil en fera sortir des larmes chez tout le monde, sans qu'on puisse dire pour cela que chacun ait des larmes en réserve; mais ces fluides et humeurs sont formés sous l'action irritante du tabac, du cautère ou du purgatif; ils n'existaient pas avant leur application; au lieu de les chasser, ces médicaments les font naître et l'organisme, loin d'être débarrassé des matières nuisibles, est soumis à un travail au moins inutile dans le plus grand nombre des cas : dire tout cela est peine perdue. Les idées sur les humeurs sont trop profondément enracinées. Il n'y a que de prompts succès qui puissent faire prévaloir nos moyens, et pour peu que le rétablissement traîne en longueur, nous sommes parfois obligés de céder aux instances, de laisser mettre une petite mouche, quelque chose d'inoffensif que le malade sente, à quoi l'on ne manque pas ensuite d'attribuer la guérison. Nous sommes forcés de lutter sans cesse. Non, l'extension progressive de l'homœopathie n'est point due à un esprit de mode, à un engouement irréfléchi; loin de là, cette méthode a rencontré dans les opinions reçues des obstacles qu'il faudra peut-être bien des années pour renverser. A ceux qui les connaissent exactement, le seul fait de l'existence actuelle de cette méthode est une preuve de sa grande supériorité sur l'ancien système médical; car, si elle ne guérissait beaucoup mieux, depuis long-temps déjà on l'aurait laissée dans l'oubli.

La presque totalité des malades attribue les fluxions sanguines, les affections aiguës fébriles à un excès de sang. Ils ont alors, disent-ils, une surabondance de ce liquide et ne sauraient s'imaginer qu'il puisse y avoir contre cela d'autres ressources que celle des *sangsues* et de la *lancette;* quelques réflexions bien simples suffiraient cependant pour détruire ces préjugés : une personne après avoir bu de l'eau fraîche, ayant chaud, se sent un frisson et un accablement général, puis la peau devient brûlante, les veines sont turgescentes, la figure est rouge, la respiration gênée. Il y a une affection inflammatoire grave. A cette vue l'entourage s'écrie : « C'est le sang qui le fatigue, sa trop grande quantité l'oppresse; il faut se hâter d'en enlever. » Mais hier, mais un instant avant son imprudence, cette personne jouissait d'une parfaite santé et il ne serait pas venu à l'esprit de penser qu'elle avait trop de sang. Cette prétendue surabondance n'a pu se produire en aussi peu de temps et n'existe pas en effet. Les symptômes inflammatoires qui vous effraient proviennent d'une excitation imprimée au fluide sanguin, et si une cause morbide a été capable de l'agiter de la sorte, sans augmenter sa quantité, un agent médicamenteux pourra bien lui rendre son calme habituel sans diminuer son volume. Tirer du sang parce que ce fluide est *échauffé*, est excité, c'est comme vouloir enlever un organe parce qu'il est souffrant; car la physiologie nous apprend que le sang est une *chair coulante;* c'est vouloir couper le nœud qu'il faudrait délier. Quel grossier et barbare procédé que celui d'arracher de l'organisme vivant ce qu'on pourrait y guérir! D'ailleurs, ce n'est pas ce fluide nourricier, qui de lui-même s'est mis en agitation, ce mouvement morbide lui a été imprimé par la force vitale qui a sa source dans le système nerveux, c'est là où est le feu, la cause du bouillonnement, c'est donc à lui qu'il faut s'adresser pour calmer la circulation fébrile, de même que pour empêcher l'ébullition dans un vase, il ne s'agit pas de vider une partie du liquide; mais bien de diminuer l'ardeur du foyer. Aussi n'est-on jamais sûr, en tirant du sang, de donner le calme à la quantité qu'on en laisse, et il arrive souvent que la fièvre hectique conduit au tombeau un individu exsangue, que les dernières gouttes échappées à la lancette se pressent encore vers le siége primitif de l'inflammation. Le sang ne se reproduit pas toujours facilement et promptement comme on le croit en général; chez certains sujets lymphatiques ou d'une faible constitution, la perte éprouvée par une saignée ne se répare jamais complètement et, ces victimes d'une méthode barbare restent leur vie durant, dans un état chlorotique. Chez d'autres, au contraire, à constitution robuste, à tempérament bilioso-sanguin, le sang enlevé se rétablit bientôt plus nourri, plus excitable qu'auparavant, comme la barbe coupée devient plus raide et plus touffue, comme l'épiderme frotté, loin de s'user, finit par être plus dur et plus épais. Aussi ces individus ne tardent-ils pas à devenir pléthoriques à un haut degré et sont contraints de se faire saigner à certaines époques pour prévenir des accidents de congestion. Dans les maladies aiguës, on ôte avec le sang les forces dont l'économie a besoin pour amener la guérison et les convalescences en deviennent extrêmement longues.

Est-ce à dire qu'on doive ne jamais saigner? Loin de là,

les émissions sanguines ne cesseront d'être en médecine une ressource importante; la seule même dans certains cas; mais l'homœopathie en restreint considérablement l'emploi. Elle fait un procédé exceptionnel de ce qui était jusqu'à ce jour une médication généralement appliquée, quelquefois même exclusive; ainsi nous saignons dans les épanchements considérables qui menacent la vie et que l'*arnica* et le *rhus* ne peuvent faire résorber assez vite, dans les anévrismes actifs qui n'ont pas été pris au début et s'accompagnent de violentes hémorrhagies, dans les maladies des sujets pléthoriques lorsqu'on n'a pas eu le temps d'administrer les remèdes qui s'opposent à l'exubérante reproduction du sang et dans tous les cas où celui-ci gêne mécaniquement le jeu des fonctions. Mais ces indications sont exceptionnelles et les praticiens homœopathes les plus occupés que j'ai vus dans le cours de mes voyages, ne saignent pas, terme moyen, plus que 4 ou 5 fois dans l'année. Les médecins allopathes au contraire tirent du sang à tout propos; la moindre surexcitation fébrile dans un cas aigu, est pour eux une raison suffisante de répandre ce fluide vital, au risque de porter à la santé de leurs patients une atteinte plus profonde que la maladie elle-même. C'est cette barbare méthode qui, dans ses beaux jours, dépouillait de sangsues tous les étangs d'Europe pour en inonder notre pays et livrait à leur suçoir 200,000 livres de sang par année dans Paris seulement. C'est cette méthode, qui d'un jour à l'autre, peut se laisser aller de nouveau à ces affreux excès et redonner à la France une génération en proie aux hydropisies, aux gastralgies, aux faiblesses des yeux, etc., contre laquelle l'homœopathie vient protester. Mais éveiller l'attention publique sur les inconvénients de cette médication *sanguinaire*, serait peu de chose, si notre école ne donnait en même temps des moyens plus efficaces et moins dangereux de combattre les inflammations. Ces moyens, elle les possède, elle en fait usage depuis 40 ans avec un succès qui ne s'est jamais démenti. Ce sont quelques spécifiques tirés du règne végétal qui jouissent de la propriété de rendre à la circulation son calme habituel, ou tout au moins d'en modérer l'éréthisme. A la tête de ces remèdes antiphlogistiques, figure l'*aconit napel* avec lequel plusieurs médecins allopathes allemands commencent déjà à remplacer les sangsues et la lancette. Chacun peut se convaincre de l'efficacité de cette substance administrée homœopathiquement et à petite dose. En présence de ce résultat proclamé par une foule de praticiens d'outre-Rhin, on ne peut comprendre le refus de nos docteurs français de répéter ces expérimentations, ni leur entêtement à recourir aux saignées lorsqu'ils ont un moyen si facile, si innocent de calmer la fièvre sans ôter les forces. N'est-ce point une criminelle négligence? Entre nos mains les affections aiguës les plus graves, telles que *pneumonie*, *pleurésie*, etc., se terminent heureusement et promptement sous l'action de nos spécifiques; ce que j'ai pu déjà observer maintes fois dans notre pratique et surtout à l'hôpital homœopathique de Vienne (en Autriche), qui est célèbre pour le traitement des fluxions de poitrine et autres maladies aiguës.

Que n'aurions-nous pas à dire sur l'emploi qu'on a fait des *purgatifs!* On ne blesse pas moins en cela les principes de la physiologie que par le système des émissions sanguines; dans l'un et l'autre cas, on se laisse diriger par des préjugés traditionnels que ni la science, ni le bon sens ne peuvent justifier. En effet, qu'est-ce qu'un purgatif? C'est une substance toxique, qui, prise à l'intérieur, produit une irritation de tout le tube intestinal, irritation qui s'accompagne, comme partout ailleurs, d'un afflux de liquide; ainsi les yeux enflammés sécrètent des larmes ou du pus et la peau irritée par le feu se couvre de vésicules pleines d'eau. Se purger, c'est donc se donner de gaîté de cœur une inflammation des intestins, inflammation légère et passagère pour le plus grand nombre des cas, mais qui peut devenir tenace et dangereuse par la répétition, et mortelle même dès le principe, comme on l'a vu souvent dans l'usage de la *médecine Leroy*. C'est précisément cette faculté d'amener l'irritation des intestins qui rend les purgatifs utiles en allopathie. D'après le principe que deux maladies ne peuvent se développer à la fois sans se nuire l'une l'autre, le praticien allopathe se met à purger fortement pour attirer sur les intestins le mal qu'il croit plus dangereux ailleurs. Ce procédé lui donne des *chances* de succès. N'est-ce pas aller contre les règles du bon sens et les plus simples notions de médecine, que de s'exposer à un mal quelquefois sérieux, pour combattre d'insignifiants malaises comme on ne le fait que trop souvent ? Mais surtout, quoi de plus inconvenant que ces purgations classiques auxquelles on se soumet dans les convalescences des maladies, à l'époque où l'économie fatiguée a besoin de repos, où tout concourt au rétablissement de la santé? Le purgatif vient alors ranimer l'irritation mal éteinte et retarder le moment de la guérison.

Mais, dira-t-on, les purgatifs sont utiles pour chasser les humeurs viciées. Rien de plus faux que cette idée généralement répandue. L'intestin est fait pour recevoir et rejeter le résidu des aliments ; il ne sert pas davantage à l'évacuation des prétendues humeurs que le nez ou la bouche, etc. Le corps, se renouvelant sans cesse, expulse par trois voies différentes ses matériaux usés et nuisibles : par la respiration, par la transpiration, par les urines. Si donc l'on veut chasser des humeurs peccantes, pourquoi choisir la voie des intestins qui ne peut être que la moins propre à leur livrer passage? Mais d'ailleurs ces humeurs n'existent que dans l'imagination de ceux qui les admettent. Lorsque le corps est infecté, il l'est dans toutes ses parties, dans les solides comme dans les liquides. La sanie que jette un ulcère malin, le pus que fournit le chancre vénérien, le suintement des dartres, la diarrhée du choléra ou du typhus ne sauraient jamais purifier l'économie. Ce sont des produits morbides d'un corps malade. On aura beau les enlever, la cause qui leur donne naissance n'en persistera pas moins. Prétendre guérir par cette élimination, c'est vouloir se rendre semblable à celui qui prétendrait réparer le toit endommagé de son logis en recueillant scrupuleusement dans un vase l'eau qui dégoutte par les fentes. Pour guérir, il faut laisser de côté toute idée d'humeurs et chercher à modifier les tissus qui les sécrètent. C'est là seulement qu'elles exis tent; le sang n'en renferme point.

« Mais enfin, dira-t-on encore, les purgatifs ne sont-ils pas nécessaires pour faire aller du ventre les personnes constipées? » Est-il besoin de s'attaquer si brutalement aux intestins pour leur faire rendre les matières accumulées, n'est-il pas infiniment préférable de leur donner peu à peu la force de se vider en ranimant leur vie et leur contractilité, comme fait l'homœopathie par l'emploi de certains spécifiques? Nous ne disons point qu'on puisse absolument se passer des purgatifs; mais on ne doit recourir à ces moyens qu'à regret et faute de mieux; car ils finissent toujours par rendre la constipation plus opiniâtre. Ces opinions reposent sur l'expérience clinique et sont partagées par les praticiens habiles des deux écoles; cependant la médication par les purgatifs continue d'être en faveur et tous les préjugés que nous venons de combattre semblent être propagés par les médecins eux-mêmes. O purgation! que la pilule magistrale amène sans coup férir, tu es le triomphe de l'art médical; à l'ordre du docteur allopathe, tu viens, obéissante, le consoler de la peine qu'il éprouve à rétablir la santé qui, le plus souvent, ne revient pas. Purgation, merveilleux travail, dont les produits abondants savent charmer les loisirs du malade, tu es depuis longtemps un besoin de l'humanité et le seras longtemps encore! purgation vénérable, qui remontes aux siècles les plus reculés, tu as un parfum d'antiquité qui te conserve les sympathies des peuples. Ton règne est peut-être loin encore de finir.

Puisse le bon sens public faire justice de cette absurde médication!

L'homœopathie, disent les allopathes, c'est la négation de toute science médicale. Elle n'a que faire des connaissances physiologiques, pathologiques et cliniques; elle se réduit toute entière au sec mécanisme d'une comparaison entre les symptômes de la maladie et les effets des remèdes que chacun est capable de faire, même une personne étrangère à l'art. Cette objection montre jusqu'où va l'ignorance de nos adversaires, en ce qui concerne notre doctrine; car s'il est un reproche à lui faire, c'est la trop grande difficulté que présente son étude. En effet, elle exige, pour être appliquée au malade, une connaissance parfaite de tous les symptômes morbides et de leur valeur relative. Ainsi elle veut savoir si telle douleur est primitive ou consécutive, idiopathique ou sympathique, si elle provient du péritoine ou des intestins, de la plèvre ou du poumon, si elle est augmentée par le mouvement ou le repos, si elle est élançante, brûlante, tiraillante, etc., si elle est plus forte la nuit que le jour, etc., etc. Ces notions exactes lui sont nécessaires, car le mal ne sera dissipé que par le remède qui produit sur l'homme sain des phénomènes de même espèce. Ainsi le *rhus tox.* convient aux douleurs qui sont soulagées par le mouvement et *bryonia* à celles qui en sont accrues; le *kali carbonicum* est indiqué dans les maladies chroniques des plèvres, *tartarus emet.* et *phosphor.* dans les affections aiguës du tissu pulmonaire. Il importe donc à l'homœopathe de faire usage de toutes les lumières que la physiologie, l'anatomie, la pathologie peuvent lui fournir pour établir un diagnostic exact. Le praticien de l'ancienne école fait grande parade de ses connaissances en ce genre, et cependant il n'en retire aucune utilité. A quoi lui sert, par exemple, de savoir que c'est le poumon ou son enveloppe séreuse qui est le siége du mal, puisque dans les deux cas il appliquera sangsues et vésicatoires. Dans une fièvre inflammatoire, que lui importe de déterminer l'organe enflammé, si le seul fait de la fièvre lui est une raison suffisante de recourir à la lancette. Le diagnostic différentiel n'est-il point superflu s'il n'apporte des différences dans le traitement, et quoi de plus ridicule que cet étalage de science, ces longues considérations de pathologie qui se terminent par quelques lignes ou quelques mots de prescriptions banales? Cette disproportion monstrueuse entre la thérapie et le diagnostic allopathique, montre à tous les regards le vice radical de cette école. Entre ses mains les connaissances les plus variées et les plus étendues deviennent inutiles et ne peut-on pas lui appliquer avec raison l'objection qu'elle nous fait d'être l'éteignoir de la science? Rien de plus simple que de pratiquer cette médecine. Les indications pour les émissions sanguines, les purgatifs, les révulsifs sont si grossièrement établies, que le public commence déjà à vouloir se traiter lui-même, et de toutes parts on voit les bonnes femmes, les herboristes, les sœurs de charité entrer dans le domaine de la pratique et rivaliser avec les docteurs en titre. L'homœopathie a su établir un juste rapport entre les connaissances pathologiques et les indications qui en découlent.

Elle sait mettre à profit les nombreux travaux de l'ancienne école. Dans ses mains, toute découverte aura son côté pratique et l'on n'appellera plus progrès en médecine l'art de faire des théories nouvelles, mais bien l'art de mieux guérir.

« Vous ne traitez pas les maladies pour ce qu'elles sont, nous disent nos adversaires, vous vous en tenez aux symptômes extérieurs sans prendre en considération la nature intime du mal, les causes qui l'ont produit, etc. » C'est là l'objection la plus ordinaire des médecins instruits et de bonne foi. Répondons-leur d'abord par Hahnemann : « Lors-« qu'il s'agit d'effectuer une guérison, le médecin s'aide « de tout ce qu'il peut apprendre, soit sur la cause occa-« sionnelle la plus vraisemblable de la maladie aiguë, soit « sur les principales phases de la maladie chronique qui « lui permettent de trouver la cause fondamentale de celle-« ci, due pour la plupart du temps à des miasmes. Dans « les recherches de ce genre, on doit avoir égard à la « constitution physique du sujet, surtout s'il s'agit d'une « maladie chronique, à la tournure de son esprit et de « son caractère, à ses occupations, à son genre de vie, « à ses habitudes, à ses relations sociales, à son âge, à « son sexe. » (*)

« La nature intime des maladies! » nous vous abandonnons cette vaine recherche qui ne mènera jamais à rien de positif. Quant aux causes morbides occasionnelles ou prédisposantes, nous nous en informons avec le plus grand soin; car elles influent beaucoup sur notre traitement. Voici par exemple plusieurs cas d'embarras gastriques produits, l'un par un excès de boissons alcooliques, l'autre par l'usage d'aliments trop gras, celui-ci par un accès de colère, celui-là par un chagrin concentré. Contre ces divers cas l'allopa-

(*) Organon, p. 112, § 3.

the emploiera la même médication; nous ferons au contraire usage de quatre remèdes différents, appropriés chacun à la cause du mal. Dans le premier cas, nous donnerons la *noix v.*; dans le second la *pulsatille*; dans le troisième la *coloquinte*; dans le dernier la *fève St-Ignace.* Les allopathes proclament en général l'importance de connaître les causes morbides; mais presque jamais ils n'en tiennent compte dans leurs traitements. Les différences dans les causes morbides s'expriment le plus souvent par des différences symptomatiques; car l'ensemble des symptômes est l'expression du mal, l'expression la plus complète, la plus vraie; la nature souffrante n'a pas d'autre langage. Il faut s'en contenter bon gré mal gré, sauf à faire fausse route. Aussi, est-on en droit de s'étonner du reproche adressé à notre doctrine, d'être une médecine *symptomatique*. Ce blâme est en réalité le plus bel éloge qu'on puisse en faire. Oui, nous nous vantons de traiter les maladies d'après les symptômes qu'elles présentent et de n'en pas négliger un; de les rechercher par tous les moyens d'investigation, par l'inspection exacte du patient, par des renseignements détaillés, par l'examen scrupuleux de tous les organes en particulier. Nous laissons à l'allopathie le dangereux talent de trouver des sources d'indications en dehors du langage de la nature.

Et c'est ce qui rend l'homœopathie une médecine si difficile et d'une pratique si pénible. Il faut que nous interrogions notre malade sur tout ce qu'il éprouve de la tête aux pieds avec la plus extrême attention, que nous lui fassions rendre compte de tous ses antécédents, de toutes ses sensations actuelles, afin de trouver exactement celui de nos nombreux remèdes qui convient le mieux à son état. Combien sous ce rapport l'ancienne méthode est d'un commode emploi : quatre ou cinq questions au plus suffiront au pra-

praticien pour prescrire, suivant *les règles de l'art*, emplâtres, sangsues, vésicatoires, potions, mercure, quina, digitale, fer ou iode; s'il pousse plus loin ses investigations, c'est qu'il veut *observer* pour son plaisir ou celui de son client, car son traitement n'en sera pas modifié.

Nous faisons usage des dénominations nosographiques pour nous entendre, car un nom quelconque de maladie représente toujours à l'esprit un certain groupe de symptômes; mais nous n'avons garde de nous en servir en thérapeutique, parce que jamais la description d'une maladie, faite par le nosographe, n'est applicable au cas qu'on observe en pratique.

On nous accuse d'avoir la condamnable prétention de guérir toutes les maladies. Cette prétention, ce nous semble, n'a rien que de louable. Cependant elle n'est encore qu'à l'état d'un vif et sincère désir.......

Nous ne savons encore quelles sont les limites de l'art médical; nous aimons à croire que bien des maux réputés incurables jusqu'à ce jour ne le seront plus désormais et nous faisons nos efforts pour réaliser cet espoir. Le public ne peut que s'en féliciter; car déjà une foule d'affections très communes, que l'allopathie abandonne en général à elles-mêmes dans l'impuissance où elle est de les guérir, telles que les souffrances de la grossesse, les maux de dents, les douleurs rhumatismales, etc., sont souvent, par nous, traités avec succès. Bien plus, l'homœopathie peut combattre efficacement un grand nombre de lésions que la médecine ordinaire est obligée d'abandonner à l'instrument du chirurgien; telles sont certaines indurations glanduleuses ou arthritiques, certains engorgements du conduit lacrymal, certaines cataractes, les contractures tendineuses, diverses espèces de fistules, etc. Ainsi elle repousse de toute part le domaine de la chirurgie et rend l'emploi du fer et du feu moins souvent nécessaire.

Le traitement homœopathique possède encore sur l'ancienne méthode l'avantage de pouvoir s'appliquer à l'enfant qui vient de naître et de détruire chez lui tous les germes de virus ou de miasme qui ont pu lui être transmis par hérédité. D'heureux résultats en ce genre, obtenus dans quelques familles, donnent l'espoir de régénérer un jour la race humaine, en attaquant dans sa source le vice psorique dont elle est généralement affectée.

Tous ces avantages de notre méthode ne reposent point sur des assertions gratuites, mais bien sur des faits positifs dont les praticiens de notre ville peuvent prendre connaissance au *Dispensaire homœopathique*, fondé à Lyon en 1839 et dont les registres contiennent déjà 4,000 observations de maladies. Là, chacun peut asseoir pleinement ses convictions et la négligence de nos confrères à cet égard, leur refus d'assister aux séances de ce dispensaire, montre bien que, s'ils ne croient point à l'efficacité de l'homœopathie, c'est qu'il sont mûs en cela par des motifs peu légitimes. Du reste, sur la question de savoir pourquoi la majorité des praticiens refuse d'adopter notre méthode, on trouvera quelques explications utiles dans la *lettre au Censeur* que nous reproduisons dans ce mémoire.

Les allopathes se plaisent à mettre en doute l'importance de nos découvertes thérapeutiques. Montrez-nous, disent-ils, les spécifiques nouveaux dont vous avez enrichi l'art de guérir. Il est facile de leur en citer un certain nombre : l'*agaric*, la *pulsatille*, l'*alumine*, la *sepia*, la *silice*, le *platine*, le *manganèse*, le *lachesis*, la *fève de Malac*, la *bryone*, le *lycopode*, le *graphite*, l'*huile de pétrole*, la *spigèle*, le *rosage*, le *charbon* animal et végétal, le *thuja* occidental et une foule d'autres. Mais la gloire de notre thérapeutique n'est point dans la possession de ces remèdes nouveaux; elle est dans la connaissance exacte de toutes les propriétés des substances médicamenteuses dont l'allopathie fait usage routinièrement pour un très petit nombre de cas. Quand l'homœopathie n'aurait fait que proclamer la merveilleuse vertu vulnéraire de l'*arnica* et la propriété antiphlogistique de l'*aconit*, elle mériterait déjà, par cela seul, les sympathies des amis de l'humanité.

On nous reproche de dénigrer, de rejeter tous les moyens de l'ancienne école et de traiter avec mépris ses grandes illustrations. Loin de nous une semblable pensée; nous prenons le bien partout où il se trouve. Les palliatifs allopathiques et les révulsifs nous prêtent quelquefois leur utile concours. Notre méthode n'a rien qui s'oppose à l'emploi de tous les moyens hygiéniques, des bains, des lavements, des frictions, etc., dans lesquelles on ne fait pas entrer de substances médicamenteuses. De ce que nos remèdes spécifiques nous suffisent dans l'immense majorité des cas, est-ce à dire que nous soyons exclusifs? Nous rendons l'hommage qui leur est dû aux grandes illustrations allopathiques, lesquelles, ignorant la loi des semblables, n'ont pu faire autrement qu'elles ont fait. A en juger par leurs invectives contre la médecine d'alors et par leurs vœux ardents pour la formation d'un art de guérir plus efficace, il est permis de croire qu'aujourd'hui, ces praticiens illustres seraient tous homœopathes. Nous professons surtout une souveraine estime pour le vénérable Hippocrate dont nous suivons l'excellent précepte de fuir les hypothèses et de prendre l'expérience pour guide.

Dans les justes reproches que nous faisons ici en passant à la thérapeutique de l'ancienne école, nous ne craignons pas d'être contredits par les médecins allopathes instruits qui sont en cela tous de notre avis, mais qui n'en persisteront pas moins, pour la plupart, dans l'emploi des moyens ordinaires quelque défectueux qu'ils soient. Ceux que la bonne foi dirige observent en silence et attendent ainsi le moment de la conviction. Les autres, peu soucieux de l'honneur médical, préfèrent débiter à leurs clients, sans crainte d'être contredits, les plus frivoles assertions sur notre doctrine. Si parfois, dans leur excès de mauvaise humeur, ils s'aventurent à nous interpeller, ce n'est point pour nous demander des explications sur ce qu'ils ne savent pas, mais bien pour chercher à déverser le ridicule sur nous et notre méthode. Il serait au-dessous de notre dignité de répondre à ces attaques si nous n'y trouvions une occasion de vulgariser des vérités utiles à connaître et d'apprendre au public que nos adversaires, qui cherchent à le persuader du danger ou de la nullité de l'homœopathie, parlent avec une coupable légèreté et dans une intention que nous nous dispenserons de qualifier. C'est ce qu'on verra par les deux articles suivants, qui serviront à compléter les considérations jetées à la hâte dans ce rapide exposé de la doctrine homœopathique.

Lettre en réponse à l'attaque du Dr F. (*) *contre l'homœopathie, publiée dans le* Censeur *du* 15 *novembre* 1843.

> — Ayez la bonté de m'écouter quelques instants, peut-être changeriez-vous d'avis.
>
> — Mais si je ne veux pas, moi, changer d'avis?
>
> — Oh! alors, c'est différent.
>
> (*Tiré d'un très-vieux livre.*)

Un ami vient de m'apprendre qu'un article défavorable à l'homœopathie vient de paraître dans le *Censeur*.

Si j'éprouve en le lisant le plaisir de retrouver la même

(*) Le docteur F. se plaint qu'on ne cesse de lui adresser, ainsi qu'à

incapacité, la même impuissance que nos adversaires ont toujours montrées dans leurs discussions avec nous, je sens aussi un certain dépit de savoir que le public est resté plusieurs jours sous l'impression d'assertions malveillantes, pleines d'inexactitudes. Il y a longtemps que nous cherchons à l'éclairer, et, grâce au ciel, il commence à comprendre de quel côté il trouve ses intérêts. Voilà une nouvelle occasion de l'instruire que nous ne laisserons pas échapper : vaut mieux tard que jamais.

Vous avez beau jeu, mon cher monsieur le docteur F..., de vouloir prouver aux gens du monde la nullité de l'homœopathie. Mais moi, qui connais l'ancienne médecine comme vous, la nouvelle mieux que vous, qui n'ai point pris mes informations dans mon cabinet comme vous, qui ai parcouru les principales contrées de l'Europe pour juger par moi-même de la valeur relative des deux systèmes médicaux, qui suis par conséquent, en cette matière, plus

ses confrères, cette question *naïvement impertinente : docteur, croyez-vous à l'homœopathie* ? et c'est afin *d'en finir une fois pour toutes* avec ces *impertubables questionneurs*, qu'il a publié son article que nous réfutons ici. Suivant lui, la plupart des médecins repoussent l'homœopathie parce que cette école a la prétention de guérir les maladies curables, *plutôt, mieux* et *plus agréablement* que les méthodes ordinaires, et surtout les maladies incurables comme le choléra, la rage, etc., tandis qu'on connaît une épidémie du choléra où ses procédés n'ont pas eu de succès, ainsi qu'un cas de rage et trois cas d'épilepsie. Les médecins, dit-il encore, la repoussent, parce qu'il croit qu'elle n'a pas réussi dans les expériences qu'on lui a fait subir à la clinique de Naples, parce que l'hôpital homœopathique de Leipsig n'a pu se soutenir, enfin parce qu'un disciple de Hanhemann a échoué contre quelques syphilis qu'il fut appelé à traiter dans le dispensaire spécial. Et pour preuve de la solidité de ces motifs de répulsion, l'auteur en appelle au spectacle de ces nombreux praticiens qui préfèrent *vivre de l'espoir d'un avenir meilleur*, que de se livrer, contre leur conscience, à la pratique fructueuse de l'homœopathie.

compétent que vous ne l'êtes, je viens me permettre de réfuter toutes les erreurs de votre article.

Et, d'abord, vous résolvez à votre guise, d'une manière complétement fausse, une question bien importante, bien délicate aussi, que la plupart de nos concitoyens ont dû se faire souvent, que nous n'avions jamais osé adresser au public pour ménager la conscience et l'honneur de nos adversaires. Puisque, par une inconcevable témérité, vous la posez vous-même cette question, il est de notre droit, il devient de notre devoir de la développer et d'y répondre. Nous vous remercions, Monsieur le docteur, d'avoir fait le premier pas et d'avoir soulevé un problème qu'il nous importe si fort de résoudre.

Pourquoi la plupart, la presque totalité des praticiens lyonnais repoussent-ils la méthode homœopathique? C'est, dites-vous en leur nom, parce qu'ils *ne peuvent* y croire; c'est disons-nous, parce qu'ils *veulent ne pas* y croire.

En effet, quel moyen avez-vous pris pour vous former une opinion positive sur notre école? Une répulsion aveugle, une opposition constante que rien n'a pu modifier, tel a été jusqu'à présent votre procédé d'examen. Vous reconnûtes une doctrine douée d'avenir qui menaçait l'échafaudage de vos systèmes favoris, et dès-lors vous en fûtes les ennemis déclarés. Qui ne voit que vous avez toujours cherché à nous contredire et jamais à vous convaincre? Vous êtes restés constamment au guet pour nous susciter des obstacles, cachant les succès, exagérant les revers, proclamant défavorables et concluantes des expériences insignifiantes ou mal faites, reproduisant les calomnies débitées à l'étranger sur l'homœopathie et passant sous silence ses triomphes, pervertissant l'opinion publique, tantôt en accusant nos remèdes d'une puissance dangereuse que vous savez bien qu'ils n'ont pas, tantôt en leur déniant toute vertu, déclinant une discussion calme et scientifique que nous vous avons proposée mille fois. Que si vous continuez à vous tenir sur vos ergots, toujours plus prêts à mordre qu'à entendre raison, attentifs à observer les côtés faibles et les imperfections de notre jeune méthode sans vouloir considérer ses grands avantages, assurément vous n'arriverez jamais à pouvoir l'adopter. Si vous ne croyez pas, à qui la faute? Et si nous disons que vous voulez ne pas croire; que répondrez-vous?

« Mais, dites-vous, notre incrédulité se fonde sur des faits patents, avérés, dont il n'est au pouvoir de personne d'amoindrir l'importance ou de détourner la signification. » C'est ce que nous allons voir.

D'abord vous mettez en avant le traitement homœopathique du choléra.

Il faut avouer que, dans l'intérêt de votre cause, vous avez été choisir là un fait bien malencontreux; car, de l'avis de l'Europe entière, ce fléau a contribué à lui seul plus que toutes les autres circonstances réunies, à montrer la supériorité de la nouvelle école sur l'ancienne. Quant au fait de Marseille, il est bien maladroit à vous de réveiller une polémique où l'homœopathie eut tout l'avantage. Vous rectifierez vos idées sur ce point en lisant le mémoire publié par la société homœopathique lyonnaise en 1836, intitulé : *L'Homœopathie et ses agresseurs*, pag. 11 et 36, comme aussi la *Bibliothèque de Genève*, tome 2. Vous jetez les yeux sur une relation défavorable à notre méthode, et cela vous suffit pour prononcer. Mais nous ne vous reconnaîtrons ce droit que lorsque vous aurez lu une partie des principaux ouvrages écrits sur cette matière par nos confrères homœopathes : celui de *Quin* médecin du roi des Belges, publié à Paris en 1832; celui de *Mabit*, médecin de l'hôpital St-André, à Bordeaux, publié en

1835; ceux de *Peschier* dans les premiers volumes de la *Bibliothèque de Genève*, etc. A l'étranger, le professeur *Roth* fut envoyé en Autriche par le gouvernement de Bavière pour observer le résultat comparatif du traitement des deux écoles. A son retour, il publia un volumineux rapport où est établi à 10 pour 100 la moyenne des morts chez les homœopathes et à 50 pour 100 celle des allopathes, témoignage éclatant et irrécusable de la supériorité de notre méthode. *Ant. Deblasi*, secrétaire de la société médicale de Palerme, publia un ouvrage qui fut recommandé aux autorités siciliennes par le gouvernement, témoin des succès de l'homœopathie contre le fléau. Mais je me hâte d'aller aux autres faits qui vous *empêchent de croire à l'homœopathie*. Ce sont en première ligne les insuccès de cette méthode contre la rage. Ainsi, parce qu'un homœopathe a traité un cas de rage sans succès, vous condamnez l'homœopathie, et pourtant vous ne condamnez pas l'allopathie quoique des milliers de ses partisans aient vainement traité des milliers d'hydrophobes! Si vous aviez tant soit peu parcouru notre littérature, vous sauriez que nous ne nous flattons pas encore de pouvoir traiter d'une manière satisfaisante cette affreuse maladie; vous auriez connaissance des travaux d'*Hering*, à Philadelphie, pour la recherche d'un remède vraiment homœopathique et efficace. Peut-être vous seriez-vous associé à ces travaux utiles. Mais vous ne savez rien de tout cela, vous formulez des accusations en l'air, et vous venez brutalement frapper une jeune doctrine tout occupée d'études sérieuses et qui a plus enrichi votre thérapeutique depuis quelques années que ne l'a fait votre vieille école depuis des siècles.

Vient ensuite une ridicule histoire d'*épileptiques*. Ce sont des filles de l'établissement des incurables dont les attaques étaient peu fréquentes et qui, sous l'influence de nos globules, deviennent, l'une profondément mélancolique, l'autre furieuse à lier; celle-là se précipite par la fenêtre, celle-ci veut étrangler sa gardienne. Certes, si le public n'est pas impressionné par ce résultat tragique, il ne le sera jamais, et le docteur F... pourra cesser de se mettre en frais pour l'émouvoir. Si ces trois malades avaient guéri, en conscience, n'est-ce pas au hazard que vous en auriez fait honneur? Leur état empire, et vous en accusez l'homœopathie dont vous avez mille fois déclaré les agents de la plus grande nullité!

Vous parlez ensuite d'un phthisique qu'un allopathe conduisit heureusement jusqu'à sa dernière heure, d'un homœopathe qui survint pour dire qu'il l'aurait guéri trente jours plus tôt. Vrai commérage de portière!...

Vient enfin le prétexte de tout votre article, le *dispensaire spécial*, où vingt-cinq malades vénériens confiés aux soins d'un médecin homœopathe n'ont pas éprouvé le plus petit changement dans leur état. Je ne sais comment les choses se sont passées; peut-être le praticien incriminé s'expliquera-t-il. Pour moi, je ne puis me rendre compte de cet insuccès, attendu que j'ai toujours vu nos moyens réussir mieux que les vôtres dans le traitement des maladies vénériennes, et surtout de l'infection syphilitique générale, qui est votre pierre d'achoppement. Ce que je sais fort bien, c'est que dans notre *dispensaire homœopathique*, qui n'est point *spécial*, nous traitons efficacement plusieurs cas de syphilis constitutionnelle devenus tels sous le cautère de *M. L.* Nous les lui désignerons quand il lui plaira.

Vous triomphez de ce que l'hôpital homœopathique de *Leipzig* est fermé. Vous seriez loin de triompher de ce fait, si vous aviez les moindres notions de l'histoire de l'homœopathie. L'hôpital de Leipzig fut établi par les disciples de Hahnemann qui boursillèrent pour l'entretenir pendant sept ans, durée qui leur parut suffisante à leurs expériences cliniques. Les résultats furent heureux, et ils maintinrent l'établissement trois ans de plus qu'ils ne l'avaient résolu d'abord, c'est à dire pendant dix ans. Mais puisque vous parlez d'hôpitaux homœopathiques, que ne dites-vous un mot de l'hôpital de *Vienne* qui croît chaque jour en importance, de celui de *Lintz* que vient d'établir le gouvernement autrichien, ce gouvernement si long à adopter les idées nouvelles, les hôpitaux de *Gyongyos* et de *Güns*, en Hongrie, qui sont en état de parfaite prospérité, etc.? Lorsqu'on veut être juste, en traitant un sujet, on fait connaître le pour et le contre, et si l'on ignore les faits, on ne parle pas.

La clinique homœopathique établie par le gouvernement de Naples dans l'hôpital de la *Trinité*, et non de la *Paix*, comme vous le dites, est le fait le plus propre à démontrer jusqu'où peuvent aller l'esprit de calomnie et l'aveuglement chez les gens prévenus comme les allopathes de tous les pays le sont contre notre école. Cette clinique, dont les résultats ont été extrêmement favorables à l'homœopathie, fut interrompue et arrêtée par les clameurs et les menées de nos adversaires napolitains, qui sont parvenus à défigurer ces faits si accablants pour donner le change à l'opinion publique dans les pays étrangers. Vous pourrez lire dans mon *Voyage*, qui paraîtra bientôt, les détails de cette histoire scandaleuse et probablement alors vous ne ferez plus d'articles contre nous. En attendant, vous pourrez rectifier vos idées sur la clinique de Naples dans l'ouvrage du professeur *Dehoratiis*, intitulé: *Saggio di clinica omiopatica*, *Napoli*, 1828; il est chez moi à votre disposition.

Je conclus de tout cela que vous n'êtes pas homœopathe parce que vous ne voulez pas l'être et vous ne voulez pas l'être puisque vous n'avez acquis aucune connaissance *positive* sur la doctrine homœopathique en elle-même.

Je me plais à admirer, comme vous, ces médecins qui *vivent de l'espoir d'un avenir meilleur*, et qui persistent à vivre de cet espoir plutôt que de pratiquer l'homœopathie productive en sacrifiant leurs convictions; mais cette admiration chez moi est unie à une véritable pitié, et même ce dernier sentiment domine en voyant des hommes raisonnables manquer une voie d'honneur et de succès pour rester cramponnés à une méthode chanceuse et erronée. Du reste, n'aurait pas qui voudrait une clientèle homœopathique. Il faut des droits à la confiance publique; il faut des études, du temps, des dépenses, et puis les protections et les places auxquelles il faut renoncer, et puis.....

Je crois, Monsieur le docteur, que j'ai répondu à vos arguments. Il me reste à vous remercier de m'avoir donné l'occasion d'éclairer l'opinion publique sur tous ces points. Quand vous voudrez bien lui procurer des éclaircissements sur d'autres sujets, vous n'aurez qu'à m'en informer de suite afin que ma réponse n'éprouve pas de retard.

Lyon, le 22 novembre 1843.

A. RAPOU FILS, D.-M. P.

Lettre en réponse à l'article contre l'homœopathie publié dans le Réparateur *du 25 novembre* 1843.

> Tu te prends à plus dur que toi,
> Petit serpent à tête folle,
> Plutôt que d'emporter de moi
> Seulement le quart d'une obole
> Tu te romprais toutes les dents.
> (Lafontaine.)

Nous voyons avec plaisir les médecins allopathes cesser de combattre l'homœopathie par un silence affecté. C'était dans leurs mains l'arme la plus efficace, la seule même dont ils pussent faire usage. Grâce au ciel, ils ont rompu ce silence, et la discussion va éclairer le public sur la valeur relative des deux méthodes qui se disputent ses suffrages. Ce seul article ne pourra y suffire; mais déjà un premier a paru dans le *Censeur* du 22 novembre, et nous comptons que nos confrères dissidents voudront bien nous fournir l'occasion d'en publier dans les autres journaux de la ville, afin que la question reçoive tout son développement et arrive à la connaissance de toutes les classes instruites de la société.

L'anonyme du *Réparateur*, auquel nous répondons, ne se met point en peine de savoir si ce qu'il dit est vrai; c'est là le moindre de ses soucis : il prend la plume, écrit à tort et à travers tout ce qui lui vient à l'esprit : *que l'homœopathie est jugée par les savants*, *perdue dans l'opinion publique*, *qu'elle ne guérit point*, *qu'elle est hypothétique*, *impossible*, *dangereuse*, *etc.*, *etc.* Il n'est point à court d'invectives, et comment le serait-il? il lui en coûte si peu de les trouver; cependant toute médaille a son revers, et les assertions étourdies ou mensongères ne restent plus sans réponse.

Vous dites, Monsieur E. D., que l'homœopathie est jugée par les savants; cela est vrai: mais nous allons voir comment. Ecoutons d'abord le grand Hufeland, premier médecin du roi de Prusse, le plus illustre des praticiens modernes : « Sans vouloir examiner quelle peut être l'influence « du régime et des petites doses, j'ai vu souvent, et bien « des gens dignes de croyance ont vu fréquemment aussi, « l'homœopathie se montrer efficace dans les maladies « graves où toutes les autres méthodes avaient échoué. » (Hufeland, *Dict. Homœopath.* Berlin, 1831.)

Ce médecin que son âge, ses habitudes, ses places retenaient à l'école allopathique, ne peut s'empêcher de prononcer sur notre méthode ce jugement remarquable :

« Elle rendra les praticiens plus attentifs à la seméiologie, trop négligée jusqu'à ce jour ; elle les rendra plus attentifs aux règles diététiques ; elle fera cesser la croyance à la nécessité des fortes doses ; elle introduira une plus grande simplicité dans les prescriptions ; elle conduira à un plus sûr moyen d'essayer les remèdes et d'arriver à la connaissance de leurs propriétés ; en aucun cas, elle ne peut faire de mal. (*Loc. cit.*) » Voilà une voix imposante qui semble ne pas tarir en éloge ; les gens sensés jugeront si elle doit avoir plus de poids que la critique irréfléchie de M. E. D. Les deux plus célèbres professeurs d'Italie, Brera et Thomassini (*Discorsi di Fr. Romano*, Napoli, 1828), se sont plu à reconnaître la haute valeur de la doctrine nouvelle ; le premier fit paraître dans l'*Ontologie Médicale* (Venise, nº de septembre 1834) une savante apologie de notre méthode, où il expose les fondements inébranlables de la loi des *semblables* et de l'action des petites doses. Il établit, contrairement à notre M. E. D., que l'homœopathie repose sur l'exacte observation des faits. L'illustre Broussais, dans l'examen des *Doctrines*, dit, au sujet de Hahnemann, que « l'humanité lui devra de la reconnaissance pour les conquêtes que son système fera sur ceux qui sont étrangers à la saine raison, » c'est-à-dire sur la multitude des systèmes allopathiques. Le professeur Botto, terminant un discours de rentrée à la Faculté de médecine de Gènes, s'écrie : « A quel résultat final doit parvenir la méthode Hahnemannienne, actuellement répandue partout ? je ne pourrais le déterminer, mais j'ai dans mon âme l'*espoir* qu'il sera inouï et immense. » Je pourrais apporter une masse d'autorités, mais il faudrait dépasser les limites d'un article de journal ; je me borne à produire ces citations, qui doivent paraître suffisantes pour réfuter cette étrange assertion : l'homœopathie est jugée par les savants. Sans doute elle est jugée par les savants, et notre critique étourdi aurait dû peser leurs jugements avant d'émettre le sien.

« Elle est perdue dans l'opinion publique, » continue notre imperturbable détracteur. Il voit pourtant, comme tout le monde, que le nombre des homœopathes augmente, que leur clientèle va croissant, que leur sphère d'action s'étend de jour en jour; plus d'une grande colère l'atteste.

L'auteur de l'article se complaît dans cette idée ; brûlé du désir de voir notre école détruite, il parvient à se figurer que tel est déjà son triste sort, et, poussant du pied ses restes infortunés, il laisse tomber sur eux ces expressions de son haut dédain : « Avant l'abandon dont elle est si justement frappée, quelle doctrine, à son début, fut accueillie en France avec plus d'enthousiasme que l'homœopathie?... Mais c'est elle-même qui a manqué à ses nombreuses et brillantes promesses. » Un commis-voyageur, à table d'hôte, ne parle pas avec une plus merveilleuse assurance. Cet enthousiasme que l'homœopathie excita en France fut une répulsion aveugle de toutes les sociétés de médecine, de la grande masse des praticiens. *A priori*, instinctivement, sans examen, ils condamnèrent une méthode qui venait renverser leurs systèmes favoris et les pousser à de nouvelles et longues études. J'aurais, sur ce sujet, bien des preuves à donner et des faits bien remarquables à citer ; l'étroitesse de mon cadre m'en empêche aujourd'hui : j'y reviendrai une autre fois. Du reste, nous sommes loin de nous plaindre de cet état de guerre, de cette opposition malveillante que notre doctrine rencontre dans les opinions reçues des médecins. Cette lutte est le *criterium* de la vérité. C'est le sort inévitable de toute importante découverte à son début. Pourquoi voudrions-nous qu'Hahnemann eût trouvé la route plus unie et plus aisée que Galilée, Colomb, Hervey, Bordeu et tant d'autres? Rapprochons l'histoire des persécutions dont ils furent l'objet pour servir à l'instruction de la postérité.

Mais cette faveur et cet enthousiasme d'un moment ont disparu comme un songe pour faire place à la conviction arrêtée de l'impuissance, de la nullité de notre méthode. C'est là le jugement accablant de M. E. D. L'opinion contraire d'Hufeland, de Thomassini, de Brera, ces princes de la science, qui ont *vu* les faits, est-il besoin d'en tenir compte?

Ce qu'il y a de pitoyable dans toutes ces fades objections, c'est d'être répétées à satiété depuis douze ans et de la même manière, en présence de nos réfutations faciles. Dans leur dénûment de bonnes raisons, nos adversaires en sont réduits à revenir sans cesse aux mêmes arguments rebattus et battus. C'est ainsi que notre contradicteur remet encore sur le tapis nos prétendus insuccès contre le choléra, maladie qui, de l'aveu même des praticiens allopathes, contribua plus que toutes les autres à mettre au jour la supériorité de notre méthode. Dans ma dernière réponse au *Censeur* du 22 novembre, j'ai indiqué les sources où nos adversaires pourraient puiser pour rectifier leurs idées à ce sujet, et ils reviennent nous jeter à la tête la même assertion. Que faire avec de telles gens qui ne répondent à rien et poursuivent imperturbablement leur critique?

Vous êtes, assurément, bien venus à dire que nous ne guérissons pas, car cela nous fait penser à mettre ici l'exposé comparatif du résultat des traitements allopathique et homœopathique dans les divers hôpitaux d'Europe. Ces données sont puisées dans tous les journaux de médecine et aux sources les plus exactes.

« Voilà les faits nus qui permettent de constater qu'avec

la méthode ancienne on perd	9 — 10 malades p. c.	
— par la nouvelle,	4 — 5	id.
Qu'avec la première, la durée moyenne de la maladie est de	28 — 29 jours.	
— avec la seconde,	20 — 21 id.	
Enfin, que pour celle-ci, les frais de traitement sont	2 fois 1/2 moindres.	

D'où il résulte : 1° supposé l'homœopathie une chimère sans efficacité aucune, que l'allopathie, avec tous ses moyens, est essentiellement nuisible et dangereuse; 2° supposé que l'homœopathie soit douée d'une efficacité positive, elle l'emporte déjà sur l'ancienne école, de sorte qu'entre ses mains on a toutes ces bonnes chances : moindre danger de succomber au mal, économie de temps, économie d'argent. » (*Zeitschrift für specifische heilkunst.* Carlsruhe, v. 16.)

Ce ne sont point des assertions gratuites, mais des faits certains que j'ai recueillis dans mes voyages et que je publierai un jour. Ce document est dur pour nos confrères dissidents, j'en conviens, mais il ne tenait qu'à eux de ne pas nous mettre dans la nécessité de faire au public de pareilles confidences.

La manière dégagée avec laquelle procède notre critique, est étonnante. « Le vice fondamental et originel de l'homœopathie, dit-il, c'est le défaut d'observation, c'est l'hypothèse. Fille de l'imagination, elle n'a pris jusqu'à ce jour que cette faculté pour guide. » Eh! vraiment, Monsieur, vous êtes tranchant. Cependant il est aisé de montrer que tout le poids de cette accusation retombe sur votre école. En effet, son principe est la loi des *contraires*, qui consiste à opposer à un état maladif les propriétés contraires d'un médicament; comme qui dirait, donner un purgatif contre une constipation. Mais ces états maladifs, directement opposés à certaines propriétés des remèdes, sont très peu nombreux. A peine y en a-t-il quatre ou cinq, et pour la masse des maladies, on ne peut savoir quel est leur contraire. Quel est le contraire du typhus, de la phthisie, des dartres, des fièvres, etc.? on ne peut se le représenter. Pour remédier à cet inconvénient, les allopathes ont *imaginé* des états morbides faciles à comprendre, et auxquels on peut opposer certaines propriétés médicamenteuses. La théorie fit en grande partie les frais de cet art rangement. Aussi est-on resté dans le vague des hypothèses. Un allopathe voit un état d'*asthénie* où un autre reconnaît un état *inflammatoire;* un tel croit avoir affaire à un élément *putride* là où son confrère trouve un élément *nerveux*. On comprend que les moyens administrés varient suivant ces opinions diverses, au grand détriment du malade. Je pourrais apporter ici le témoignage des plus illustres maîtres de l'école ancienne. Il me suffit d'en produire deux que personne ne pourra récuser. Écoutons Girtanner s'écrier: « Attendu que l'art de guérir (allopathique) n'a aucun principe positif, qu'il n'a rien d'arrêté et de prouvé; que l'*expérience* n'y a que peu de valeur, le médecin a le droit de suivre ses opinions. Là où il n'est pas question de science, une hypothèse en vaut bien une autre. Dans les ténèbres égyptiennes de l'ignorance où les médecins s'agitent, il n'y a pas le plus faible rayon de lumière au moyen duquel ils puissent s'orienter. » Écoutons maintenant Bichat (*Anat. génér.*, *Consid. gén.*): «Il n'y a pas eu, en matière médicale, de systèmes généraux; mais cette science a, tour à tour, été influencée par ceux qui ont dominé en médecine... De là le vague, l'incertitude qu'elle nous présente aujourd'hui; incohérent assemblage d'opinions elles-mêmes incohérentes. Elle est peut-être, de toutes les sciences physiologiques, celle où se peignent le mieux les travers de l'esprit humain. » Nous n'aurions pas osé nous exprimer avec autant de force. Voilà jugées les prétentions de l'allopathie à être une science d'observation; voyons pour l'homœopathie.

Cette méthode repose sur la *loi des semblables*, qui consiste à guérir les maladies en leur appliquant le remède qui produit sur l'homme sain un ensemble analogue de symptômes, de malaises. Cette loi repose elle-même « sur une multitude de faits (Trousseau et Pidoux, *Thérapeutique*), » au dire de nos adversaires. Hahnemann appuya cette loi sur des observations innombrables tirées des ouvrages des plus célèbres médecins, depuis Hippocrate jusqu'à nous. Non content de cela, il passa quarante ans de sa vie à observer sur lui-même les effets des remèdes. De nombreux disciples continuèrent ces études, dont les résultats sont consignés dans cent volumes de journaux homœopathiques, et c'est devant ce prodigieux travail d'observation et d'expérimentation que M. E. D. vient faire de jolies phrases sur les bases hypothétiques de l'homœopathie! Pour nous, nous n'imaginons pas des états morbides, nous n'interprétons pas à notre guise les vertus des remèdes; nous ne faisons que deux choses : observer attentivement les caractères de la maladie, et chercher exactement les propriétés des médicaments, afin d'administrer contre telle affection la substance qui produit sur l'homme sain les effets les plus semblables. La nécessité de l'*observation* nous enserre, et l'hypothèse ne peut nous faire dévier. D'une extrémité de l'Europe à l'autre, vous nous trouverez tous d'accord sur le traitement à suivre dans un cas donné. Nous présentons une pratique médicale fondée sur le positivisme de la science, tandis que vous offrez au monde le spectacle de vos incohérences, de vos contradictions sur la voie des théories où vous pousse au hasard le jeu de votre *imagination.*

En citant ma brochure au congrès pour montrer qu'Hahnemann établit sa doctrine sur un seul fait, vous dites : Est-il possible de construire sur une base aussi faible ! Vous avez soin d'arrêter votre citation au point où j'indique les nombreux travaux qu'Hahnemann entreprit afin d'asseoir sur une base solide ce qu'il appelle d'abord une *hypothèse ingénieuse.* Achevez de lire cette page 23 et mettez dorénavant plus de bonne foi dans vos citations, si jamais vous voulez discuter avec nous.

Vous trouvez étrange qu'un seul fait donne à Hahnemann l'idée de sa méthode, comme si l'on ne devait pas les plus importantes découvertes à une heureuse idée subitement éclose. Du reste, un de nos confrères homœopathes de cette ville, le docteur Noack, dans un livre qu'il doit publier bientôt sous le titre de : L'*Homœopathie dans l'ancienne médecine*, vous fera savoir qu'il n'est pas de principe mieux établi, même dans votre école, que celui des *semblables.* Hahnemann a fait connaître son importance, mais n'a pu l'inventer. Allez, M. E. D., allez vous instruire de toutes ces choses que vous ne devriez pas ignorer si vous êtes médecin.

Vous rejetez le fait de la faculté fébrigène du *quinquina*, sur le dire d'un médecin de cette ville, qui opine à croire que la fièvre éprouvée par Hahnemann fut tout simplement le résultat d'une *forte indigestion.* L'idée est plaisante, mais ce n'est point ainsi que l'on traite de graves questions. Vous devriez savoir que le *quina* peut produire la fièvre intermittente. Il est facile de vous indiquer quelques ouvrages de praticiens allopathes connus, où vous puiserez cette connaissance. Ozann reconnaît au *quina* cette propriété fébrigène dans *Hufeland's journal* (t. 61, suppl., p. 97.) Hirschel cite à ce sujet des observations très concluantes (*Rhein*, *Westphal*, *für medic. n. chirurg.* 1. 2). Fr.-Jos. Withmann traite longuement de cette propriété et l'établit sur une foule d'expériences, dans l'ouvrage couronné en 1825 par la société médicale de Harlem, et publié sous le titre : *Le Sulfate de quinine étudié dans son action médicinale* (Mayence, 1827). Thomassen et Thuessink rapportent des faits analogues (*Geneesk. Waarneming.* Groning, 1826). Les observations se multiplieront sans doute lorsque les médecins allopathes seront moins préoccupés de nous contredire que de parcourir avec nous cette carrière féconde d'études thérapeutiques que nous leur avons ouverte. Déjà, en France, quelques observateurs commencent à proclamer la vertu fébrigène du *quina*. On lit dans la *Revue médicale* (mars, 1840, p. 461) le passage suivant du docteur E. Aubert : « Un mot sur un fait que nous ne voulons pas passer sous silence, parce qu'il se rattache à des idées qui ont besoin d'être discutées dans l'intérêt de la science, bien qu'elles aient trait à l'homœopathie, que nous n'avons nullement l'intention de défendre. M. Piorry nie formellement que le *sulfate de quinine* produise la fièvre intermittente sur un homme sain. Quelque singulier que paraisse cet effet, *nous pouvons assurer en avoir vu plusieurs exemples*, et nous sommes heureux de pouvoir citer à l'appui de notre assertion l'autorité de M. Hippolyte Gaudorp, un de nos médecins militaires les plus distingués; il résulte *des expériences que ce médecin a faites sur lui-même*, en 1828, que le *sulfate de quinine* provoque chez un individu en bonne santé de véritables accès de fièvre intermittente. » Voilà quelques faits réunis à la hâte; vous jugerez si votre mauvaise plaisanterie d'une indigestion sied bien en leur présence.

Vous touchez ensuite la question si intéressante des petites doses et du dynamisme médicamenteux. Ce que vous savez dire à ce sujet, c'est que « toutes les eaux de l'Océan ne suffiraient pas pour obtenir les médicaments préparés d'après la méthode homœopathique. » L'auteur de la brochure d'où vous tirez cette ridicule idée était bien de force à l'inventer ; mais d'autres plaisants désœuvrés en ont eu l'honneur depuis quarante ans. Si vous aviez les moindres notions sur notre méthode, vous sauriez que pour porter un remède à la 30me dilution (qui est la plus élevée) il ne faut pas plus de cinq onces de liquide. Vraiment, M. E. D., votre ignorance en homœopathie fait pitié. Lequel de nos confrères ne rougirait pas d'ignorer les systèmes de Rasori, de Brown, de Broussais, des vitalistes, des iatrophysiciens, des iatrochimistes, des solidistes, des humoristes, toutes ces vaines, ridicules ou dangereuses élucubrations ; et pourtant nous les voyons se targuer de leur ignorance en homœopathie, doctrine qui n'est inférieure en durée à pas une des précédentes et les surpasse déjà toutes par le nombre de ses partisans.

Vous opposez la *médecine hippocratique* à l'homœopathie ; vous vous parez de la gloire du vieillard de Cos, comme si vous aviez seuls droit à son héritage. Cependant quel rapport y a-t-il entre la méthode d'Hippocrate et la vôtre ? Ce grand homme observait exactement et sans préjugés, ce que vous ne faites pas ; il cherchait à favoriser les tendances curatrices de la nature auxquelles vous vous opposez le plus souvent par votre brutale indication des contraires. La carrière ouverte par Hippocrate, l'homœopathie seule la parcourt. Vous, vous êtes les disciples du systématique Galien, et la couleur bigarrée de votre livrée scientifique vous dénonce comme les contradicteurs d'Hippocrate. Cessez donc de vous retrancher derrière ce beau nom pour en imposer au public crédule. Vous êtes les partisans de la vieille médecine, dites-vous? Et qu'est-ce autre chose, cette vieille médecine, que la robe de Rabelais rapiécée mille fois? Quel est celui d'entre vous qui traite ses malades comme on les traitait il y a quarante ans, comme il y a même vingt ans? L'homœopathie, dans la vigueur de sa jeunesse, est déja plus ancienne qu'aucune de vos fugitives doctrines.

Hahnemann fit, pour *l'art de guérir* les maladies, ce qu'Hippocrate fit pour *l'art de les observer.* Ces deux grands hommes résument à eux seuls toute la science médicale et se complètent l'un l'autre. Tous deux, en partant de l'observation pure des faits, arrivèrent à poser notre art sur les bases inébranlables d'un *diagnostic* exact et d'une *thérapeutique* vraiment rationnelle.

Cependant M. E. D. veut bien reconnaître que tout n'est pas également mauvais dans notre méthode, tel par exemple « le *régime*, bien que son application soit essentiellement vicieuse. » Je laisse à penser ce que c'est qu'un bon régime dont l'application est vicieuse. On voit que M. E. D. ne veut pas même laisser échapper un éloge sur le régime; mais qu'avons-nous besoin de son éloge, puisque c'est là-dessus que se rejettent la plupart des praticiens allopathes pour expliquer nos succès? Ils aiment mieux s'accuser de n'avoir rien compris aux premières conditions de la pratique, que d'avouer la puissance de nos remèdes. Quoi qu'il en soit, l'homœopathie possède seule une règle diététique, positive et bien définie, qui est d'éviter pendant le traitement l'usage de toute substance capable de troubler l'état du corps en santé. L'ancienne école n'a aucune règle; chaque médecin prescrit le régime à sa guise.

Le critique reconnaît ensuite « l'immense influence que le médecin (homœopathe) exerce sur son malade, » fût-il bœuf ou cheval, aurait-il dû ajouter ; ce qu'attestent les progrès de la médecine homœopatique vétérinaire en Allemagne.

« Après cela, dit M. E. D. (c'est-à-dire après le *régime* et cette *influence*), la pharmacologie homœopathique n'est plus qu'un outrage fait au sens commun. » Soit. Mais au moins, d'après l'assertion de Bichat, nos confrères allopathes voudront bien avoir la politesse de nous accompagner aux petites-maisons.

On peut juger, d'après ces échantillons, de la force des arguments. On ne s'étonnera pas au reste de voir ainsi crouler, au moindre souffle du bon sens, tout ce prétentieux échafaudage, quand on le verra reposer tout entier sur une chétive brochure, qui, par sa seule épigraphe, bien digne du reste, s'est mise pour nous en dehors de toute discussion et au-dessous de toute critique.

L'auteur de l'*Homœopathie jugée par elle-même* s'applique à démontrer la nullité de l'homœopathie par des observations mal faites, non concluantes, qui dénotent de la part de cette méthode un certain pouvoir curateur. Il termine ce judicieux exposé avec l'étalage de guérisons obtenues par lui-même au moyen de replâtrages répercussifs, désavoués par les plus sages allopathes et dont aucun d'entre nous ne voudrait prendre la responsabilité. Mieux vaudrait pour vous ne rien dire que de citer à satiété de semblables écrits. Ne faut-il pas qu'une école soit bien près de sa fin pour être réduite à compter la brochure en question comme une autorité, et M. E. D. comme un apologiste ?

A. RAPOU FILS, D.-M. P.

Lyon, le 30 novembre 1843.

A quoi nous ont conduit, depuis plus de dix ans, ces critiques amères, ces polémiques reprises tant de fois ? ont-elles arrêté d'un seul instant la marche progressive de l'homœopathie? bien loin de là; en voulant jeter de la défaveur sur ce système médical, vous nous avez fourni maintes occasions d'en exposer les avantages aux gens du monde et de faire connaître l'insuffisance et les dangers de vos médications.

Faisons donc cesser cette guerre dans laquelle vous savez de reste que vous n'avez rien à gagner. Nous vous le proposons, parce que « ce n'est pas vous qui pouvez « avancer les premières paroles de paix. Repoussés avec « perte dans toutes vos attaques, vous avez beau dissi- « muler vos défaites par des chants de victoire, ces chants, « quand vous ne murez pas vos portes et vos fenêtres, sont « partout étouffés au bruit des succès de l'homœopathie. « Mais nous qui ne fûmes point agresseurs, et qui restons « victorieux partout, c'est à nous qu'appartient l'honneur « de pouvoir proposer la paix. » (DESSAIX, *De l'Homœopathie et ses agresseurs*, page 85.)

Non avec d'aussi éloquentes paroles, mais avec les mêmes sentiments et convictions que notre savant confrère, nous vous offrons encore cette paix. Mais si, par la fatalité qui semble vous poursuivre dans tout ce que vous entreprenez contre nous, vous préférez la guerre, nous sommes prêts à la soutenir, sûrs d'avance du succès que nous devrons, comme toujours, à la bonté de notre cause.

Toutefois, ne vaudrait-il pas mieux, dans l'intérêt de l'art et de l'humanité, unir nos efforts pour le perfectionnement de la médecine, et cultiver ensemble le vaste champ de la science thérapeutique qui, faute de bras, est bien loin encore de donner tout ce que l'on doit en attendre ?

FIN.

Lyon, Imprimerie de C. Rey Jeune et Cie, place St-Jean, 6

www.ingramcontent.com/pod-product-compliance
Ingram Content Group UK Ltd.
Pitfield, Milton Keynes, MK11 3LW, UK
UKHW020415230726
13925UKWH00004B/1449

9 782014 086706